SHODENSHA SHINSHO

糖尿病が怖いので、最新情報を取材してみた

堀江貴文／著
予防医療普及協会／監修

祥伝社新書

はじめに

僕は、糖尿病の本当の怖さがわかっていなかった――。

それは、取材を重ねるなかで痛感した。糖尿病は本当に怖い！　現在、日本人の6人に1人は糖尿病、または糖尿病予備群だ。それぞれ約1000万人もおり（厚生労働省 平成28年「国民健康・栄養調査」）、今や「国民病」とまで言われている。

コロナ禍の自粛生活のなか、過食・運動不足・ストレスが重なり、糖尿病になる人が増えている。しかも、糖尿病患者さんの新型コロナウイルスによる致死率は、健常者の8倍以上だという（2倍、3・51倍、12倍とするデータもあり）。

ところが、多くの人は糖尿病のことを知っているようで、その実態を知らない。なぜなら、糖尿病は深刻な合併症（これが怖い！）が現われるまで、ほぼ自覚症状なしで進んでいくからだ（「サイレントキラー」と言う）。糖尿病を放置する怖さを多くの人に知ってもらいたい、後悔してほしくない。そんな思いから始まったのが、今回の糖尿病予防プロジェクト「ポ」である（その他のプロジェクトは12ページ参照）。

具体的には、映画『糖尿病の不都合な真実』の製作・公開（https://yobolife.jp/diabetes_truth/で視聴できる）、啓発イベントなど。本書も、このプロジェクトの一環として2020年5月に始動。6カ月間にわたり、主に7人の医療従事者や患者さんを取材し、ようやくまとめることができた。

本書は、糖尿病患者さんを取材したマンガ（第1章）、糖尿病の基礎知識（第2章）、糖尿病の最新治療（第3章）、すぐにできる糖尿病予防法（第4章）で構成されている。糖尿病予防に有効なだけでなく、エビデンスにもとづいたダイエット法（僕も実践している）なども紹介している。

まずは、西アズナブルさんにまとめてもらったマンガを読んでほしい。取材先の下北沢病院は、日本で唯一の「足」の総合病院だ。そこで見た事例に、僕は戦慄《せんりつ》を覚えたことを告白しておく。

2021年4月

堀江貴文

目次

進行と合併症

第4章　すぐできる！ 予防法

運動編

睡眠編

予防医療普及協会とは……2016年3月、経営者、医師、クリエイター、社会起業家などの有志を中心として発足。予防医療に関する正しい知見を集め、啓発や病気予防のためのアクションをさまざまな企業や団体と連携し、推進している。これまでに、胃がんの主な原因である「ピロリ菌」の検査・除菌啓発を目的とした「ピ」プロジェクト、大腸がん予防の検査の重要性を伝える「プ」プロジェクト、子宮頸がん検査、HPVワクチンに関する正しい情報の発信・啓発を目的とした「パ」プロジェクトを実施。本書を含む、糖尿病予防の「ポ」プロジェクトに続き、歯周病予防の「ペ」プロジェクトが進行中。また、予防医療オンラインサロン「YOBO-LABO」や、予防医療検定「YOBO検定」なども行なっている。各診療科の専門医、歯科医などが集い、それぞれの専門領域を超え、活動をサポートしている。

一般社団法人 予防医療普及協会 http://yobolife.jp

編集協力
SNS media&consulting
一般社団法人 予防医療普及協会
戸井 薫

図表作成
篠 宏行

本文デザイン
盛川和洋

DTP
アルファヴィル・デザイン

第1章

マンガ　糖尿病は怖い

マンガ／西アズナブル

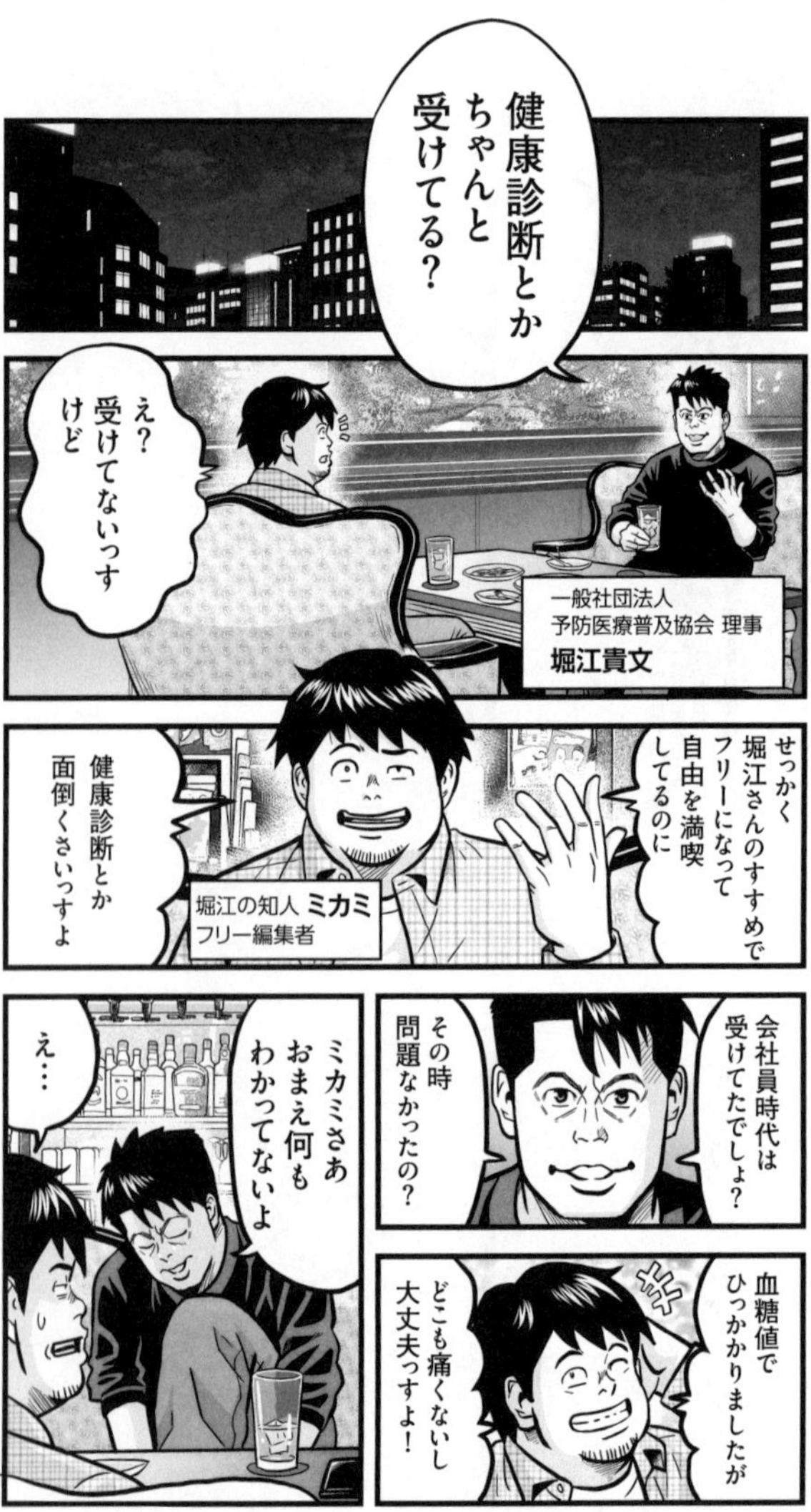

健康診断とか
ちゃんと
受けてる？
え？
受けてないっす
けど
一般社団法人
予防医療普及協会 理事
堀江貴文
せっかく
堀江さんのすすめで
フリーになって
自由を満喫
してるのに
健康診断とか
面倒くさいっすよ
堀江の知人 ミカミ
フリー編集者
会社員時代は
受けてたでしょ？
その時
問題なかったの？
血糖値で
ひっかかりましたが
どこも痛くないし
大丈夫っすよ！
ミカミさあ
おまえ何も
わかってないよ
え…

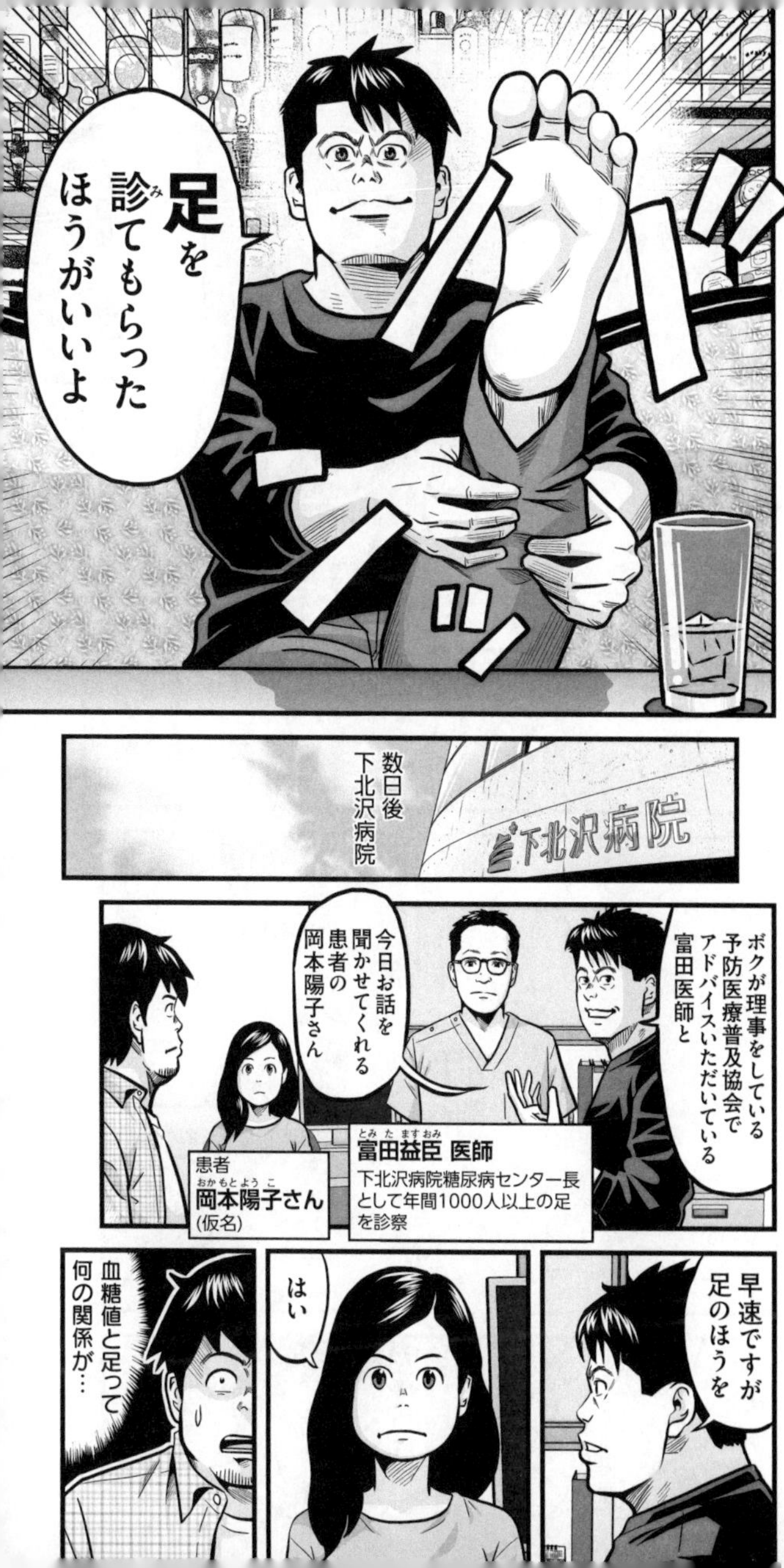
足を診《み》てもらったほうがいいよ
数日後
下北沢病院
下北沢病院
ボクが理事をしている予防医療普及協会でアドバイスいただいている富田医師と
今日お話を聞かせてくれる患者の岡本陽子さん
富田益臣《とみたますおみ》 医師
下北沢病院糖尿病センター長として年間1000人以上の足を診察
患者
岡本陽子《おかもとようこ》さん
(仮名)
早速ですが足のほうを
はい
血糖値と足って何の関係が…

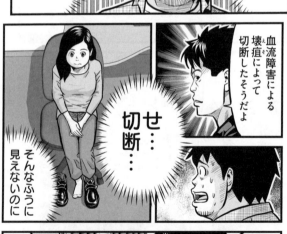

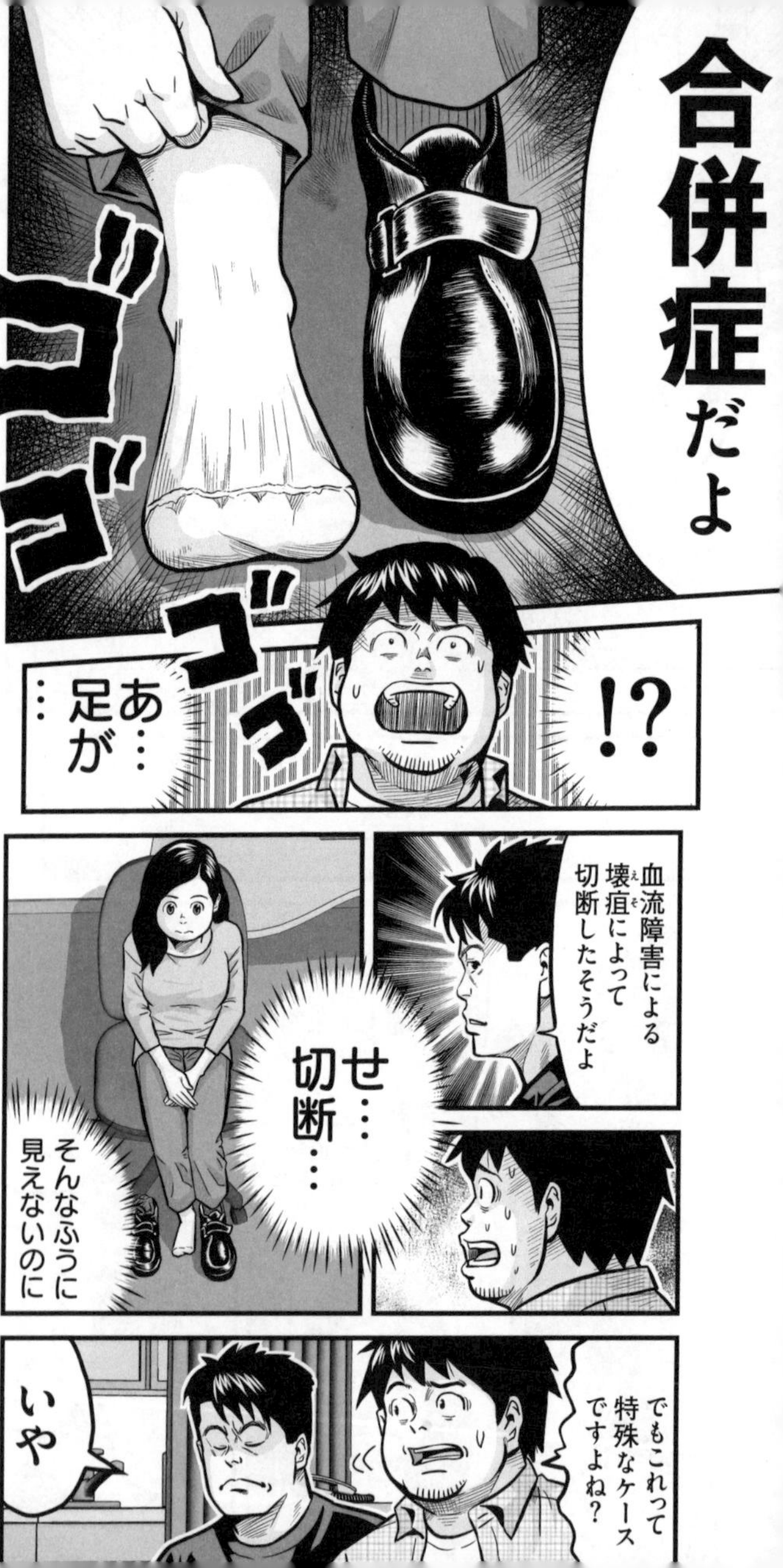
合併症だよ
ゴゴ
ゴゴ
!?
あ…足が…
血流障害による壊疽《えそ》によって切断したそうだよ
せ…切断…
そんなふうに見えないのに
でもこれって特殊なケースですよね?
いや

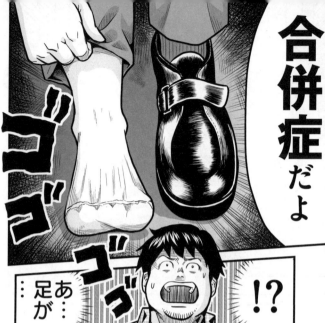

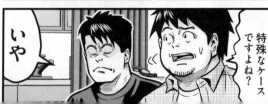

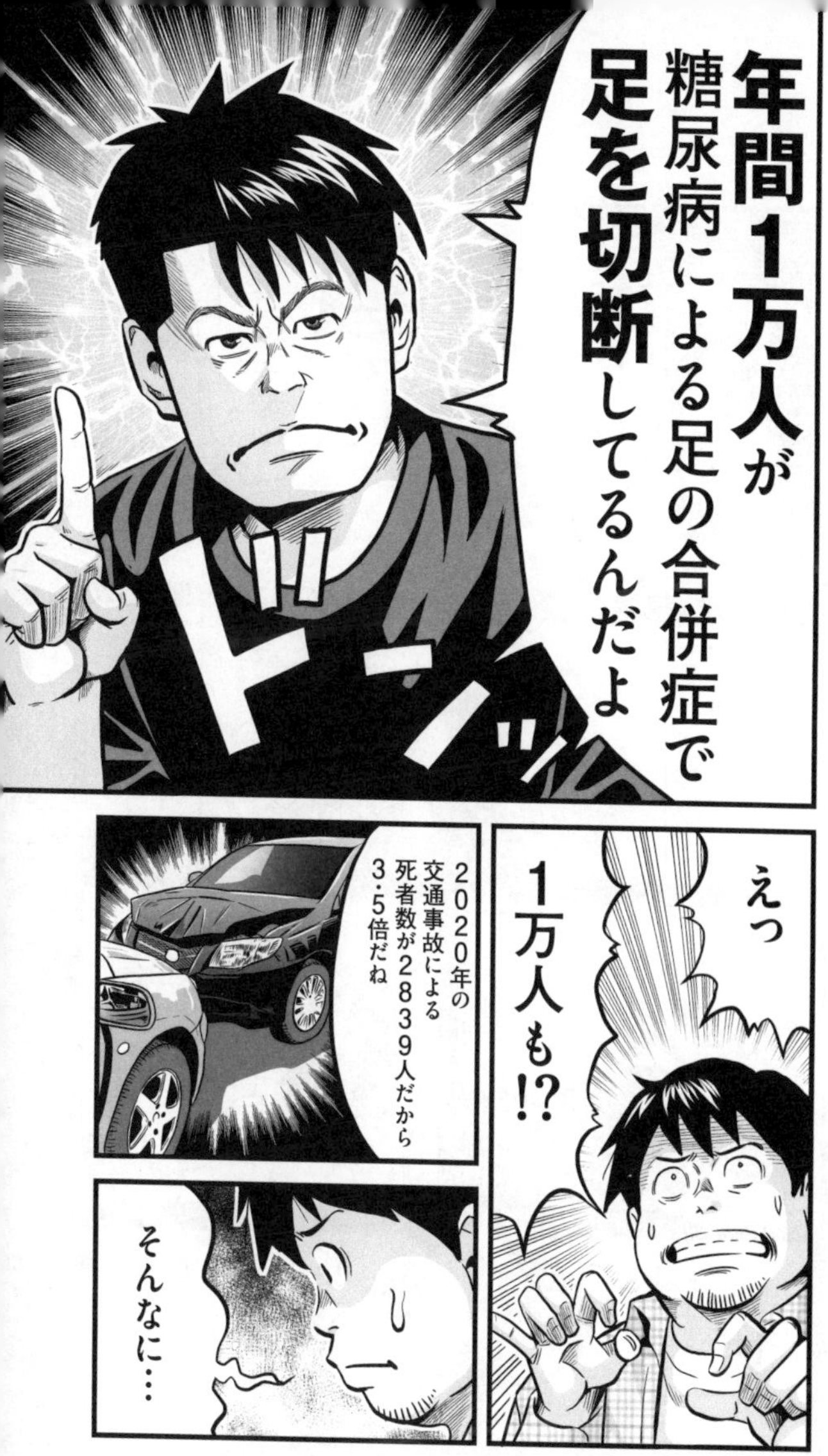
年間1万人が糖尿病による足の合併症で足を切断してるんだよ
えっ
1万人も!?
2020年の交通事故による死者数が2839人だから3・5倍だね
そんなに…

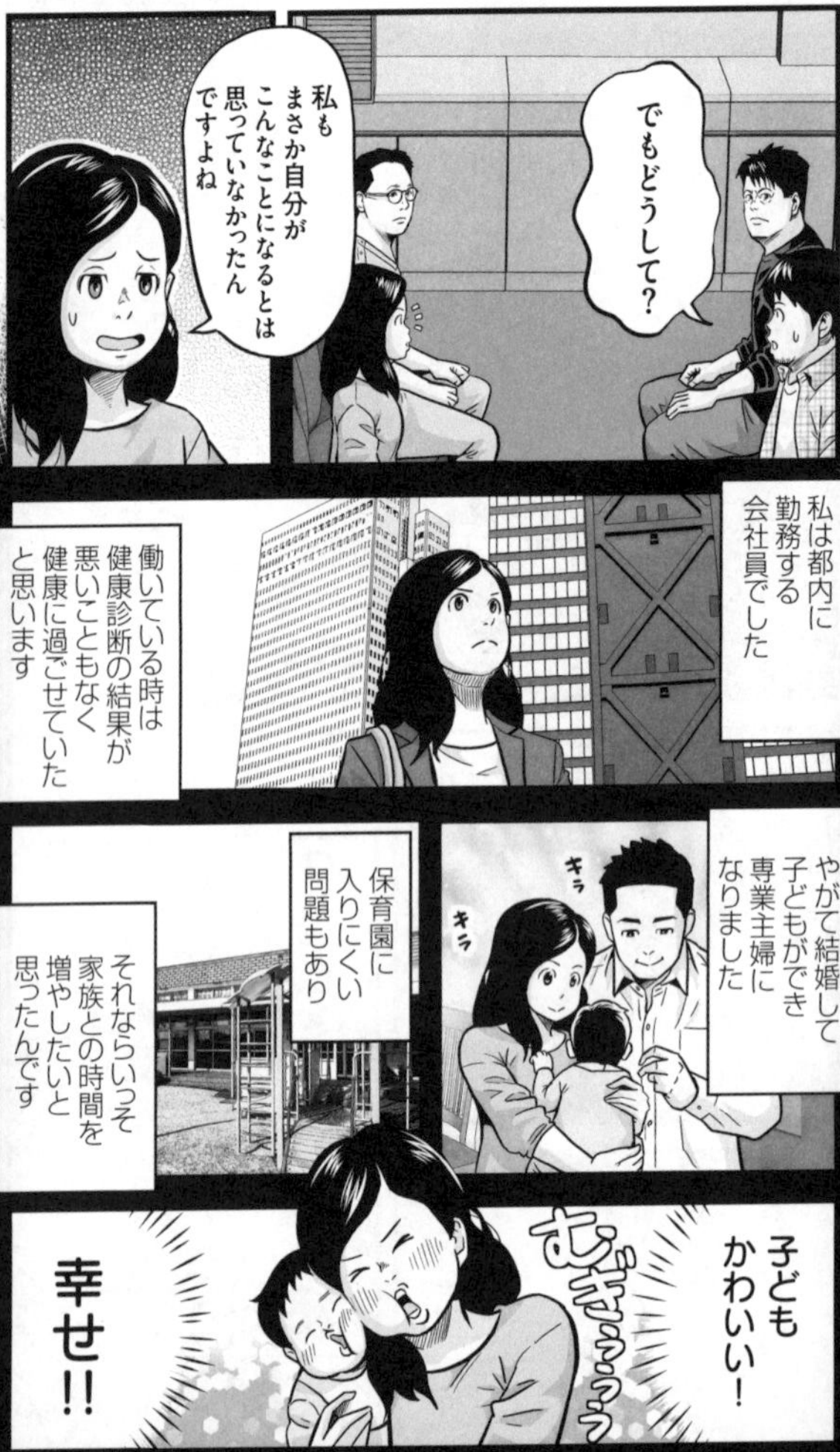
でもどうして？
私も
まさか自分が
こんなことになるとは
思っていなかったん
ですよね
私は都内に
勤務する
会社員でした
働いている時は
健康診断の結果が
悪いこともなく
健康に過ごせていた
と思います
やがて結婚して
子どもができ
専業主婦に
なりました
キラ
キラ
保育園に
入りにくい
問題もあり
それならいっそ
家族との時間を
増やしたいと
思ったんです
子どもも
かわいい！
むぎゅううう
幸せ!!

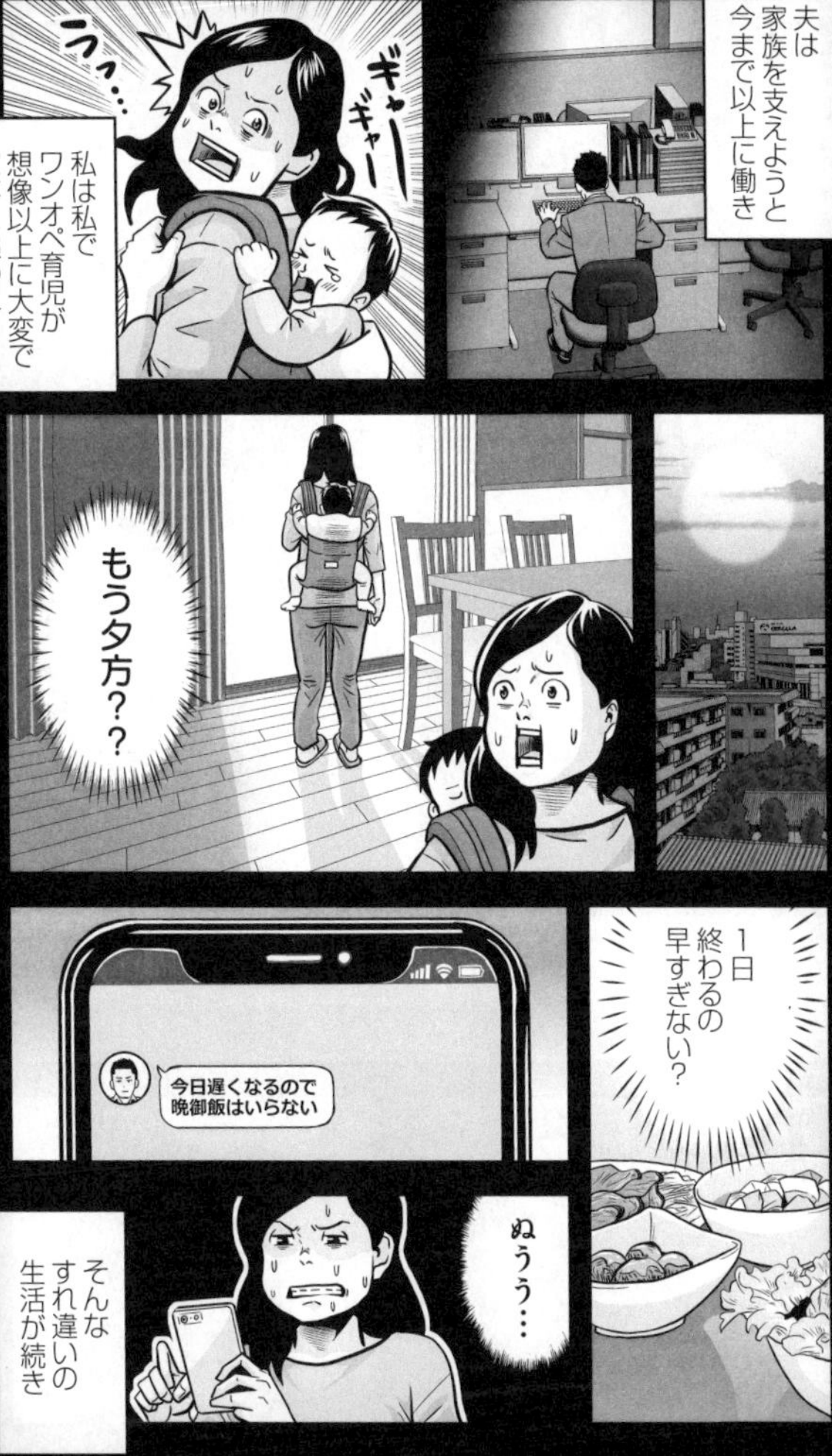
夫は
家族を支えようと
今まで以上に働き
ギャーギャー
うっ…
私は私で
ワンオペ育児が
想像以上に大変で
家事に追われ
もう夕方？？
1日
終わるの
早すぎない？
今日遅くなるので
晩御飯はいらない
ぬうう…
そんな
すれ違いの
生活が続き

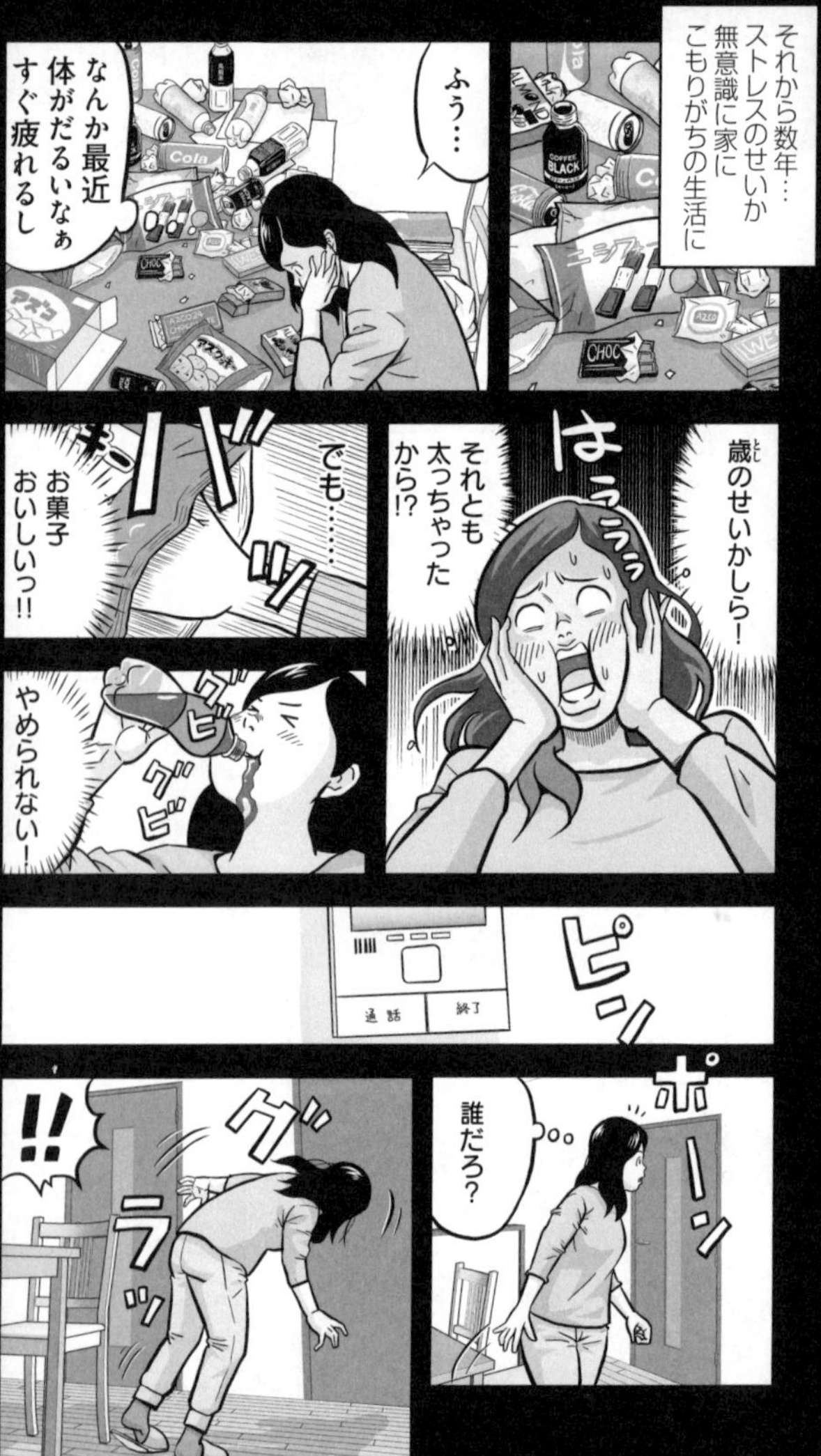

それから数年…
ストレスのせいか
無意識に家に
こもりがちの生活に
ふう…
なんか最近
体がだるいなぁ
すぐ疲れるし
はうううう
歳《とし》のせいかしら!
それとも
太っちゃった
から!?
でも……
お菓子
おいしいっ!!
グビ
グビ
やめられない!
ピンポーン
通話
終了
誰だろ?
!!
グラッ

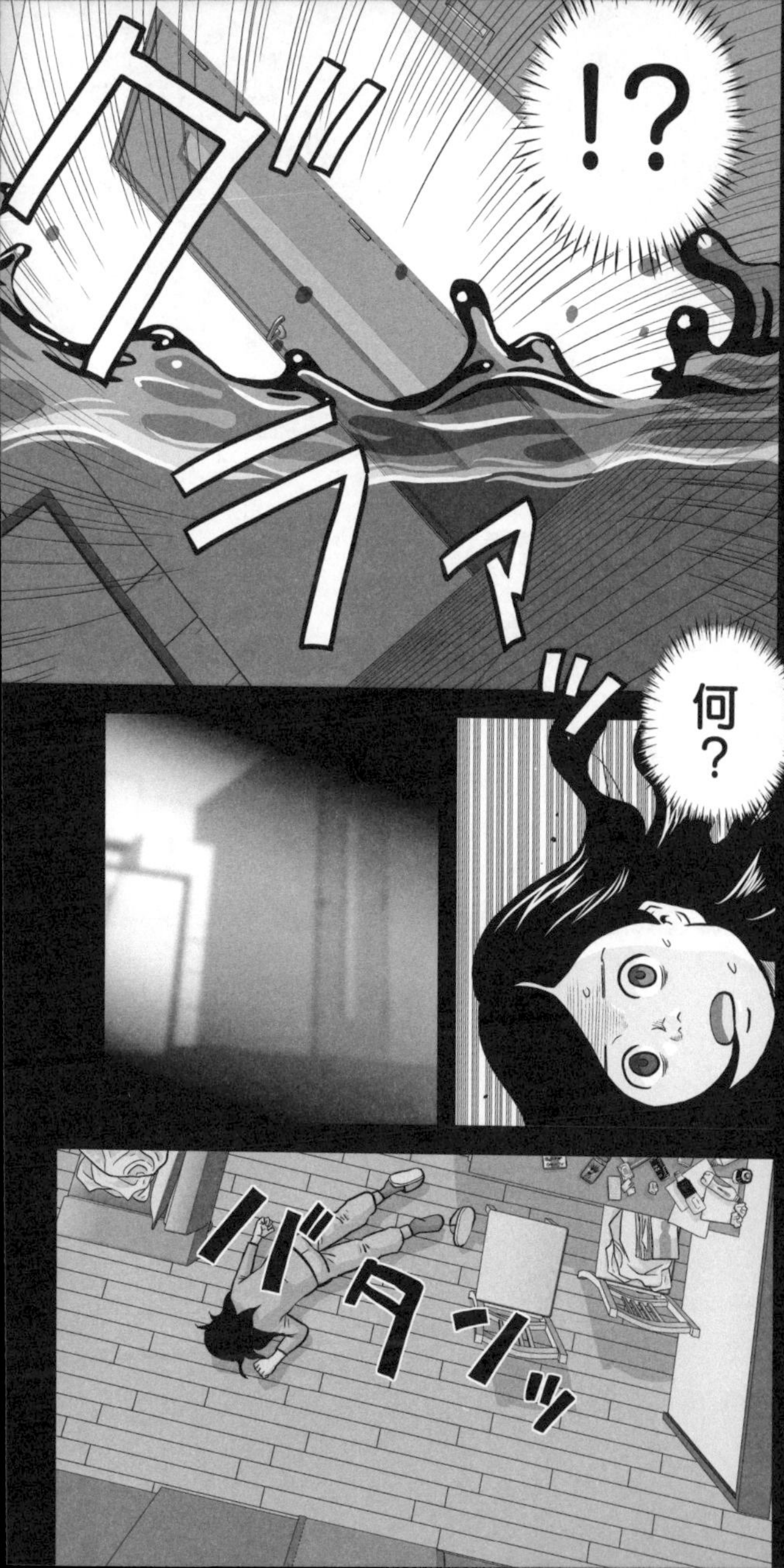
!?
何？
バタンッ

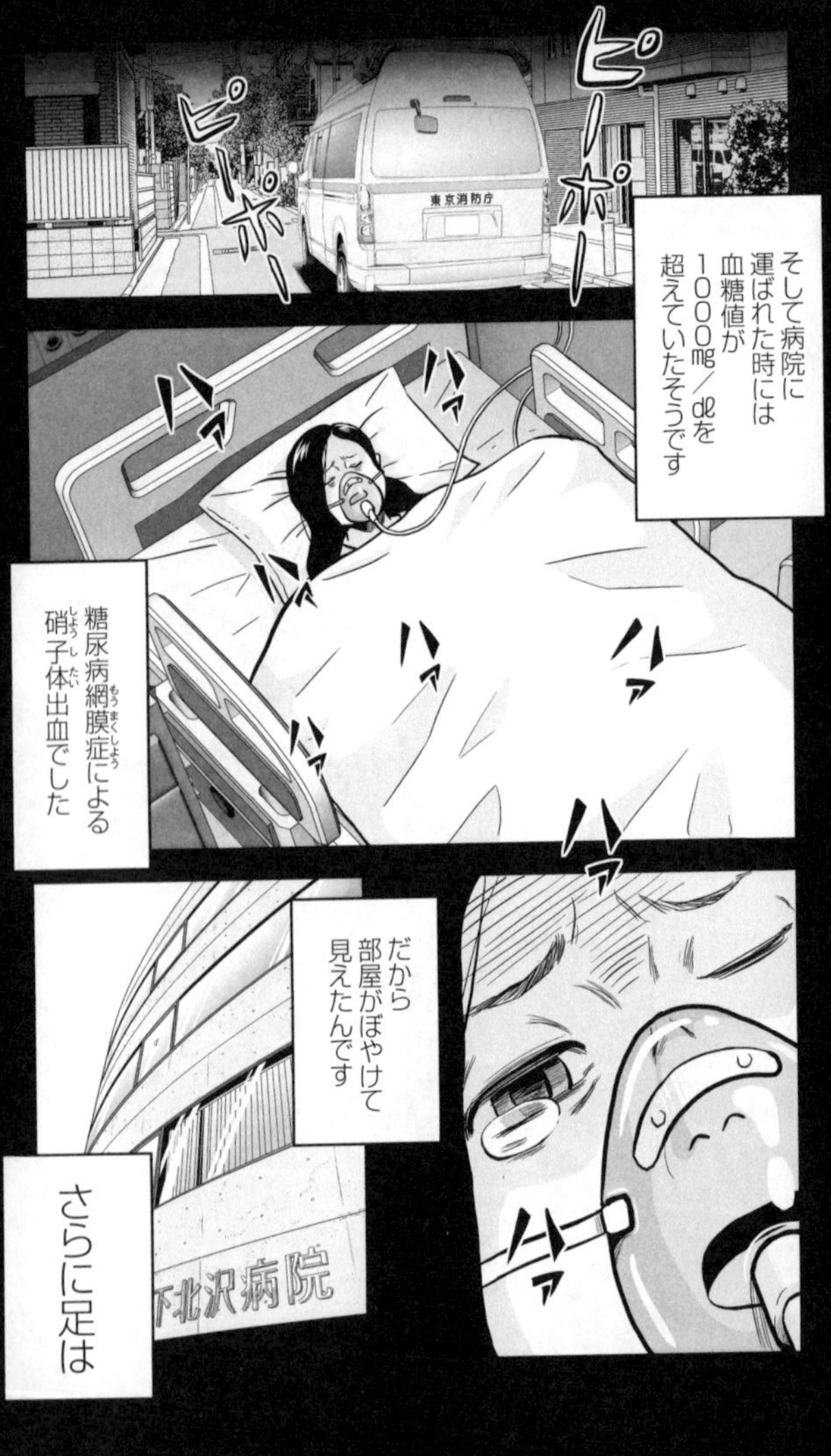
ピーポー
ピーポー
東京消防庁
そして病院に運ばれた時には血糖値が1000㎎／㎗を超えていたそうです
ハァ
ハァ
ハァ
ハァ
ハァ
ハァ
糖尿病網膜症《もうまくしょう》による硝子体《しょうしたい》出血でした
ハァ
だから部屋がぼやけて見えたんです
下北沢病院
ハァ
さらに足は

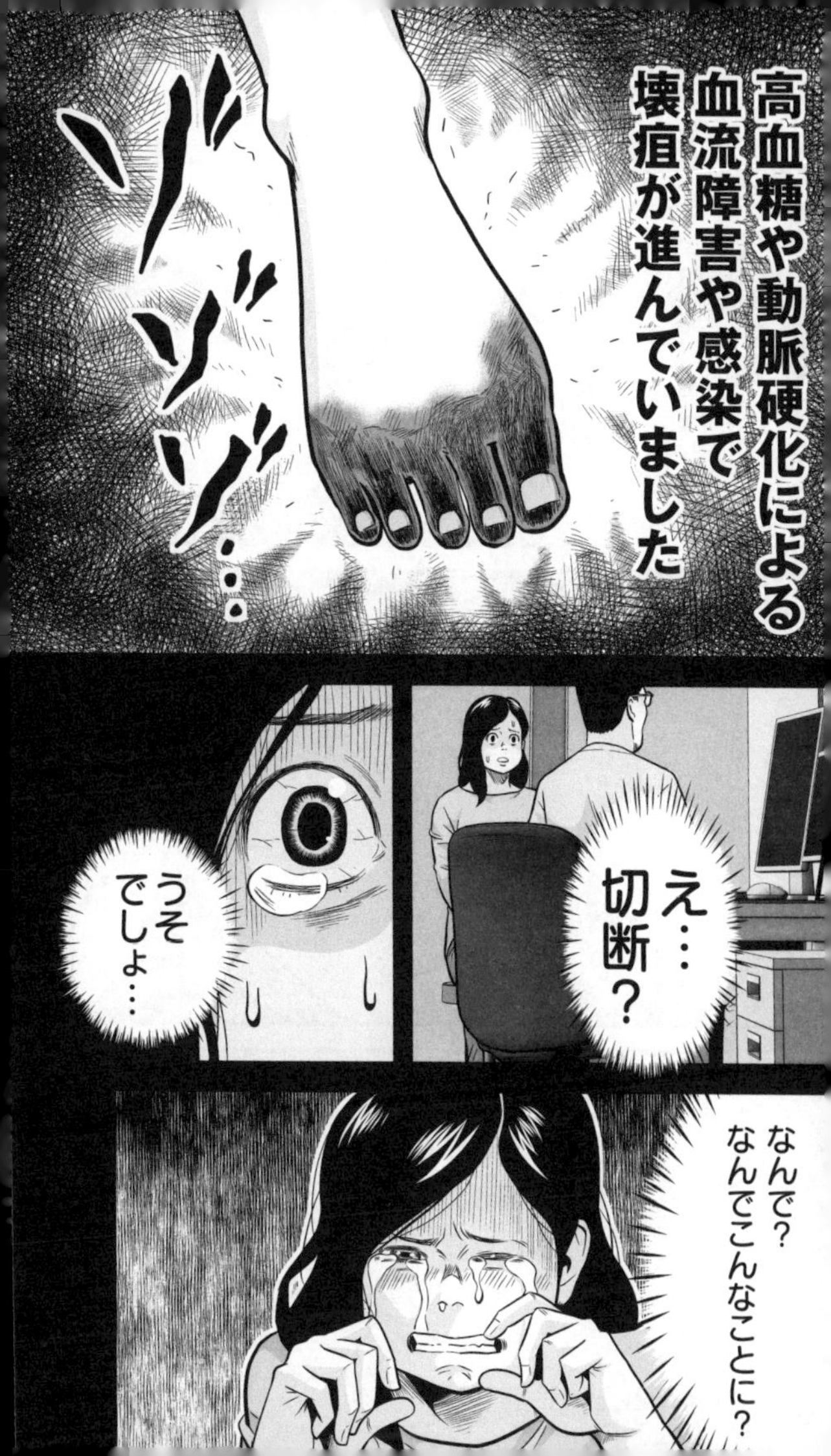
高血糖や動脈硬化による血流障害や感染で壊疽が進んでいました
ゾゾゾ…
え…切断？
うそでしょ…
なんで？なんでこんなことに？

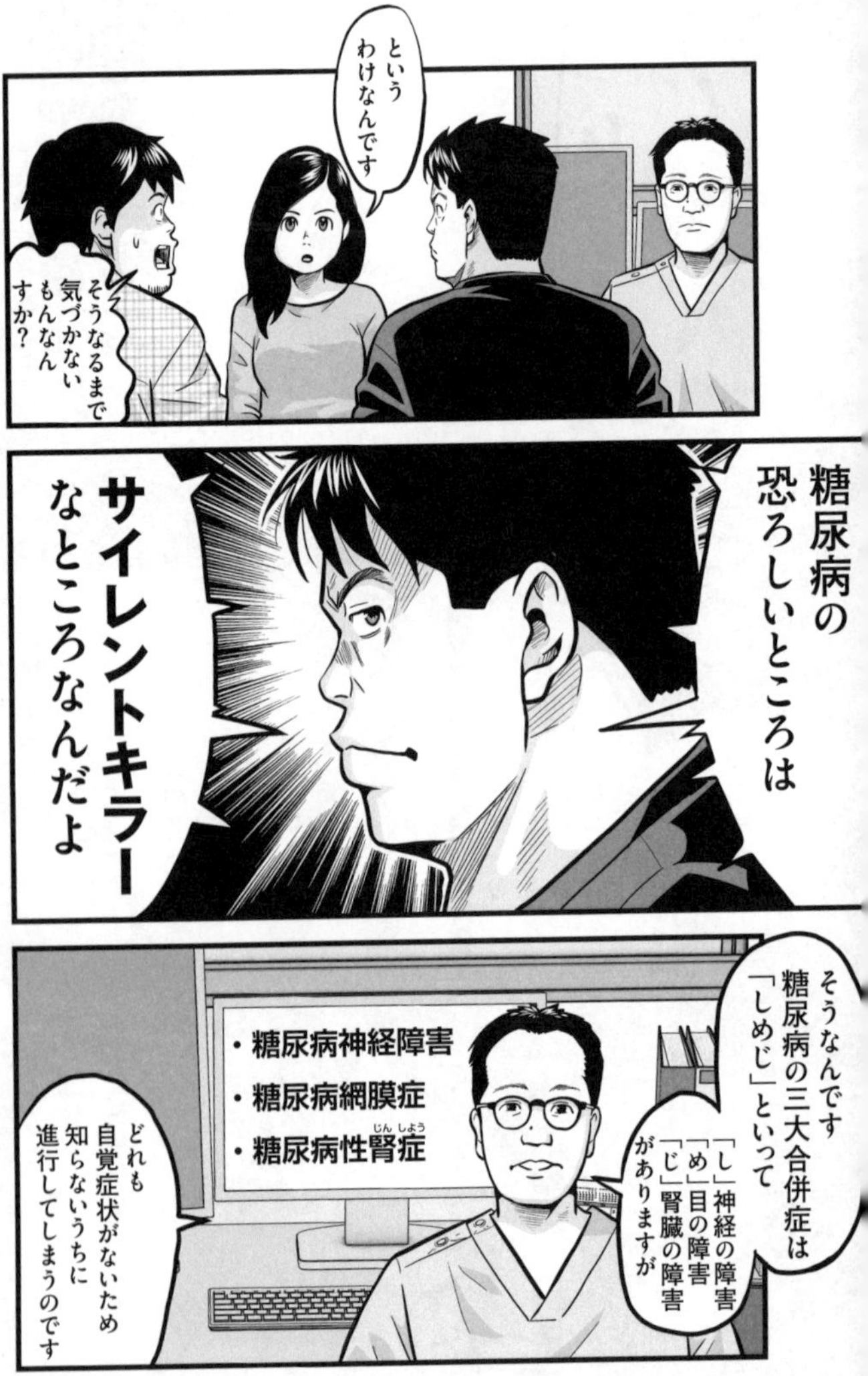

というわけなんです
そうなるまで気づかないもんなんすか？
糖尿病の恐ろしいところは
サイレントキラーなところなんだよ
そうなんです 糖尿病の三大合併症は「しめじ」といって
「し」神経の障害 「め」目の障害 「じ」腎臓の障害 がありますが
・糖尿病神経障害
・糖尿病網膜症
・糖尿病性腎症《じんしょう》
どれも自覚症状がないため知らないうちに進行してしまうのです

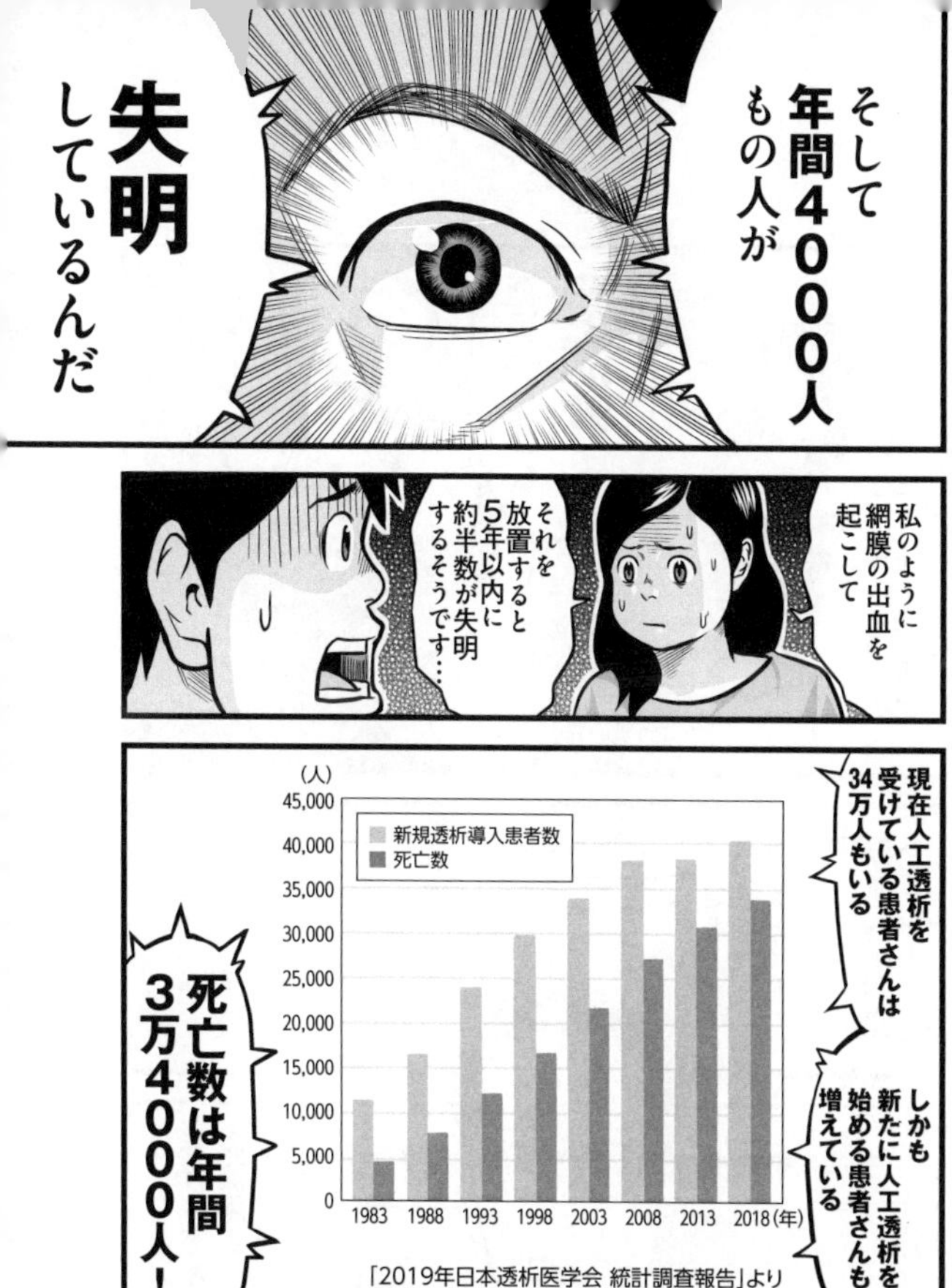
そして年間4000人もの人が
失明しているんだ
私のように網膜の出血を起こして
それを放置すると5年以内に約半数が失明するそうです…
現在人工透析を受けている患者さんは34万人もいる
しかも新たに人工透析を始める患者さんも増えている
死亡数は年間3万4000人！
（人）
45,000
40,000
35,000
30,000
25,000
20,000
15,000
10,000
5,000
0
新規透析導入患者数
死亡数
1983 1988 1993 1998 2003 2008 2013 2018（年）
「2019年日本透析医学会 統計調査報告」より
そ…そんなに
しかも自分で気づかないうちにそうなってしまうなんて

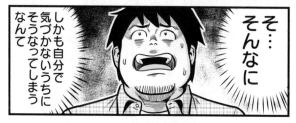

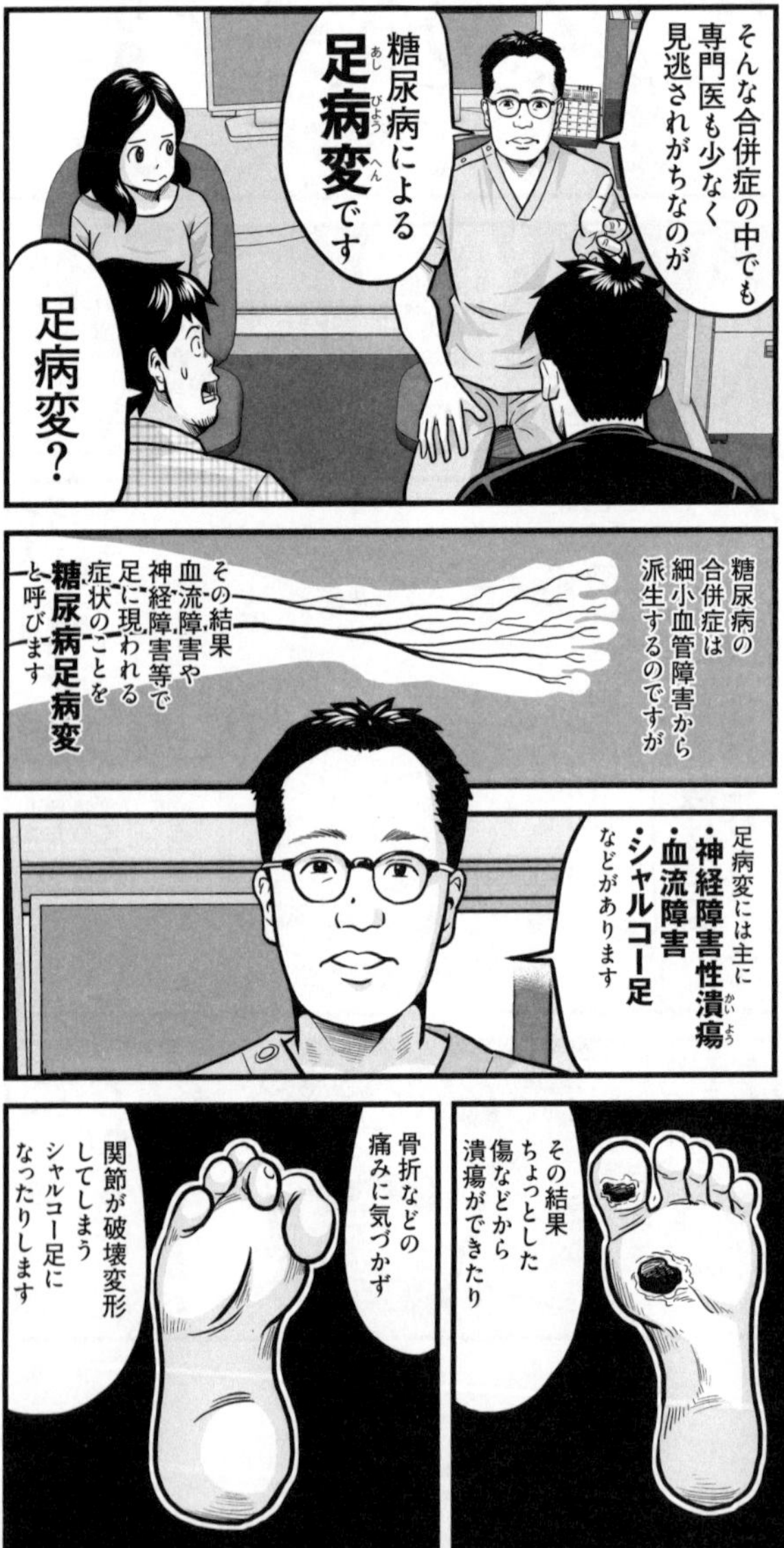
そんな合併症の中でも専門医も少なく見逃されがちなのが
糖尿病による足《あし》病《びょう》変《へん》です
足病変？
糖尿病の合併症は細小血管障害から派生するのですが
その結果血流障害や神経障害等で足に現われる症状のことを糖尿病足病変と呼びます
足病変には主に
・神経障害性潰瘍《かいよう》
・血流障害
・シャルコー足
などがあります
神経障害が起こると痛みを感じづらくなり
その結果ちょっとした傷などから潰瘍ができたり
骨折などの痛みに気づかず
関節が破壊変形してしまうシャルコー足になったりします

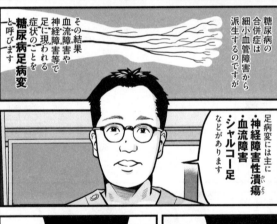

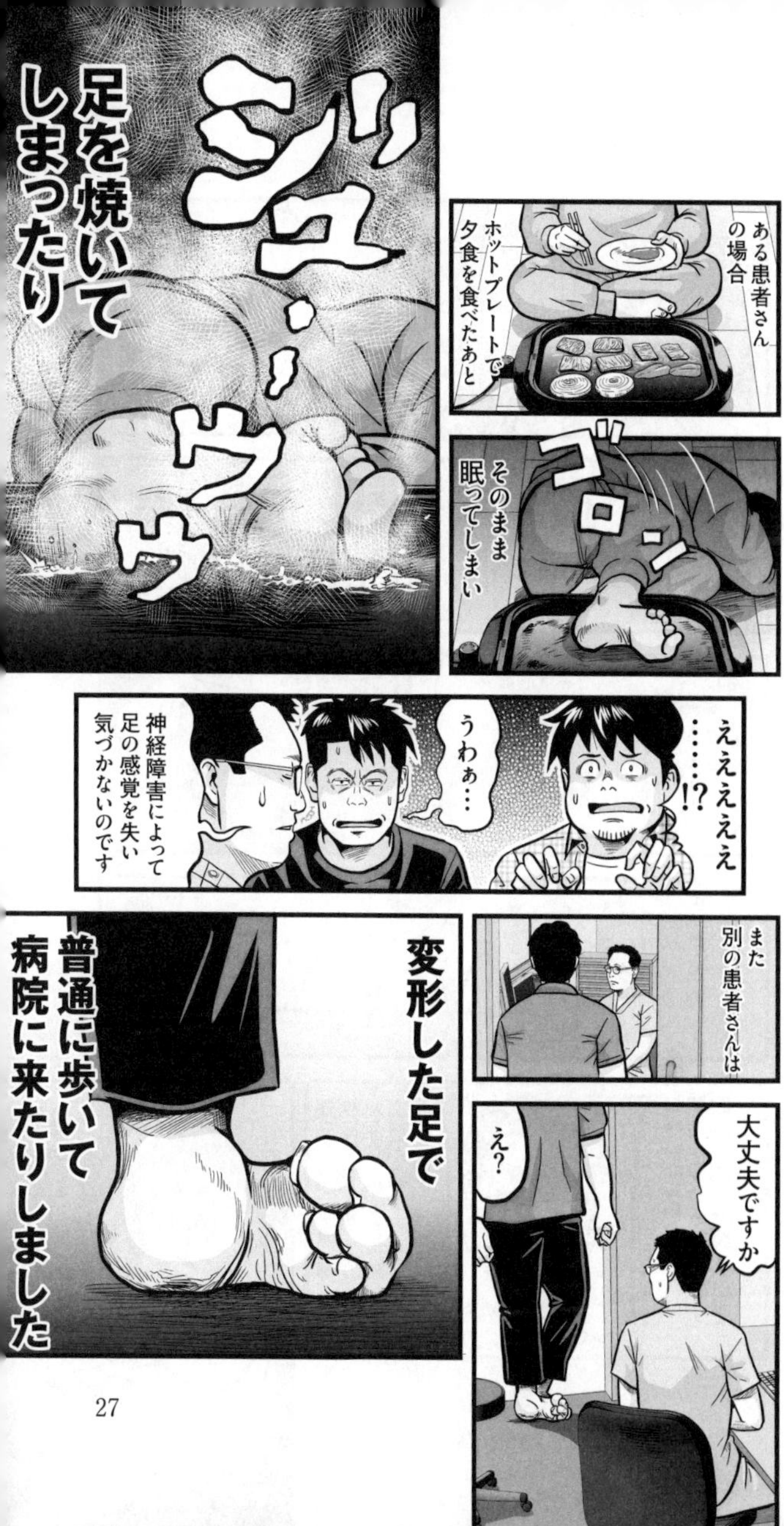

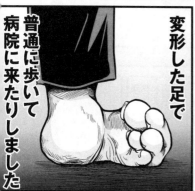

ある患者さんの場合
ホットプレートで夕食を食べたあと
ゴローン
そのまま眠ってしまい
シュウウウ
足を焼いてしまったり
ええええ……!?
うわぁ…
神経障害によって足の感覚を失い気づかないのです
また別の患者さんは
大丈夫ですか
え?
変形した足で
普通に歩いて病院に来たりしました

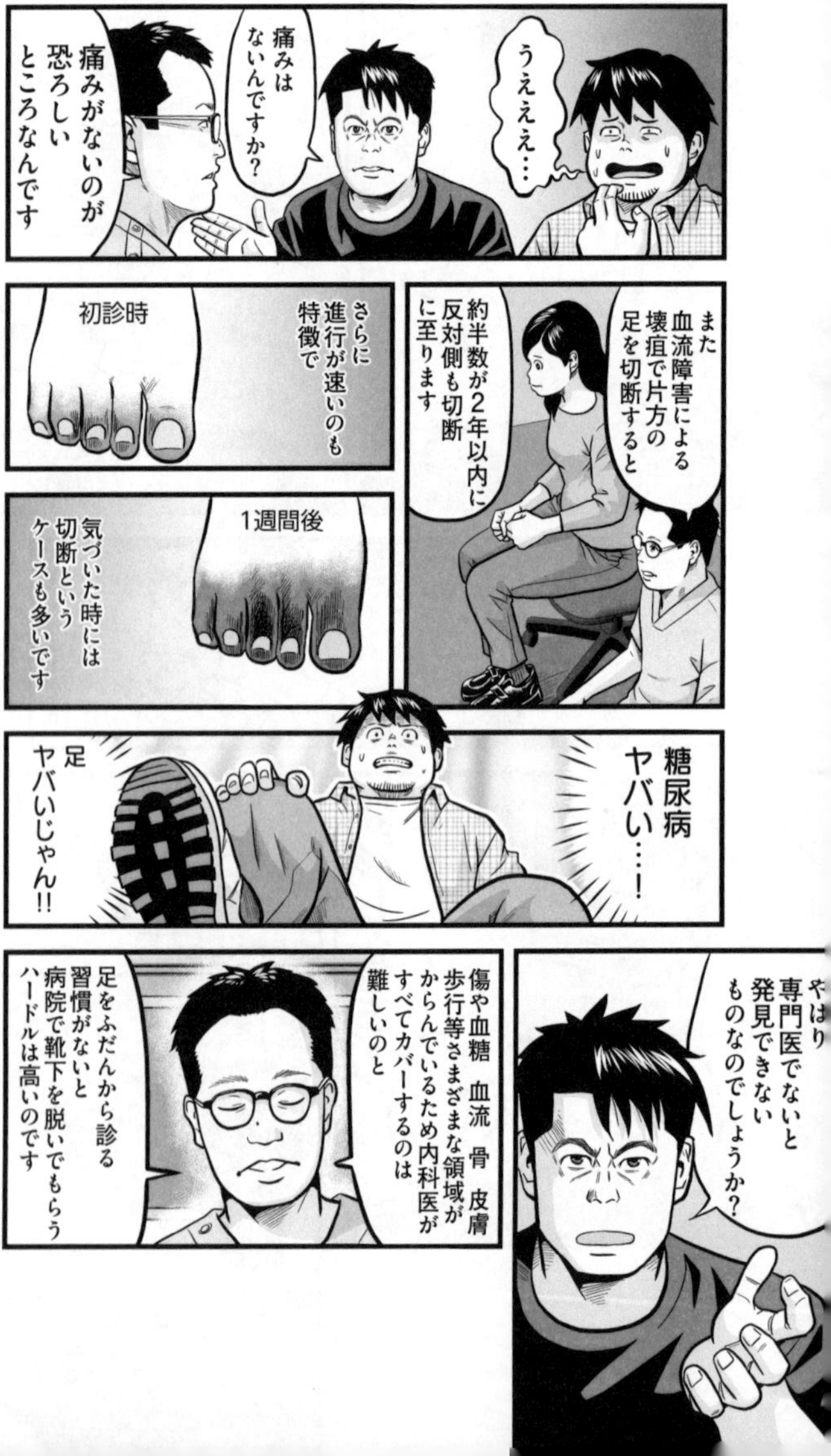
うえええ…
痛みはないんですか?
痛みがないのが恐ろしいところなんです
また血流障害による壊疽で片方の足を切断すると
約半数が2年以内に反対側も切断に至ります
さらに進行が速いのも特徴で
初診時
1週間後
気づいた時には切断というケースも多いです
糖尿病ヤバい…!
足ヤバいじゃん!!
やはり専門医でないと発見できないものなのでしょうか?
傷や血糖 血流 骨 皮膚 歩行等さまざまな領域がからんでいるため内科医がすべてカバーするのは難しいのと
足をふだんから診る習慣がないと病院で靴下を脱いでもらうハードルは高いのです

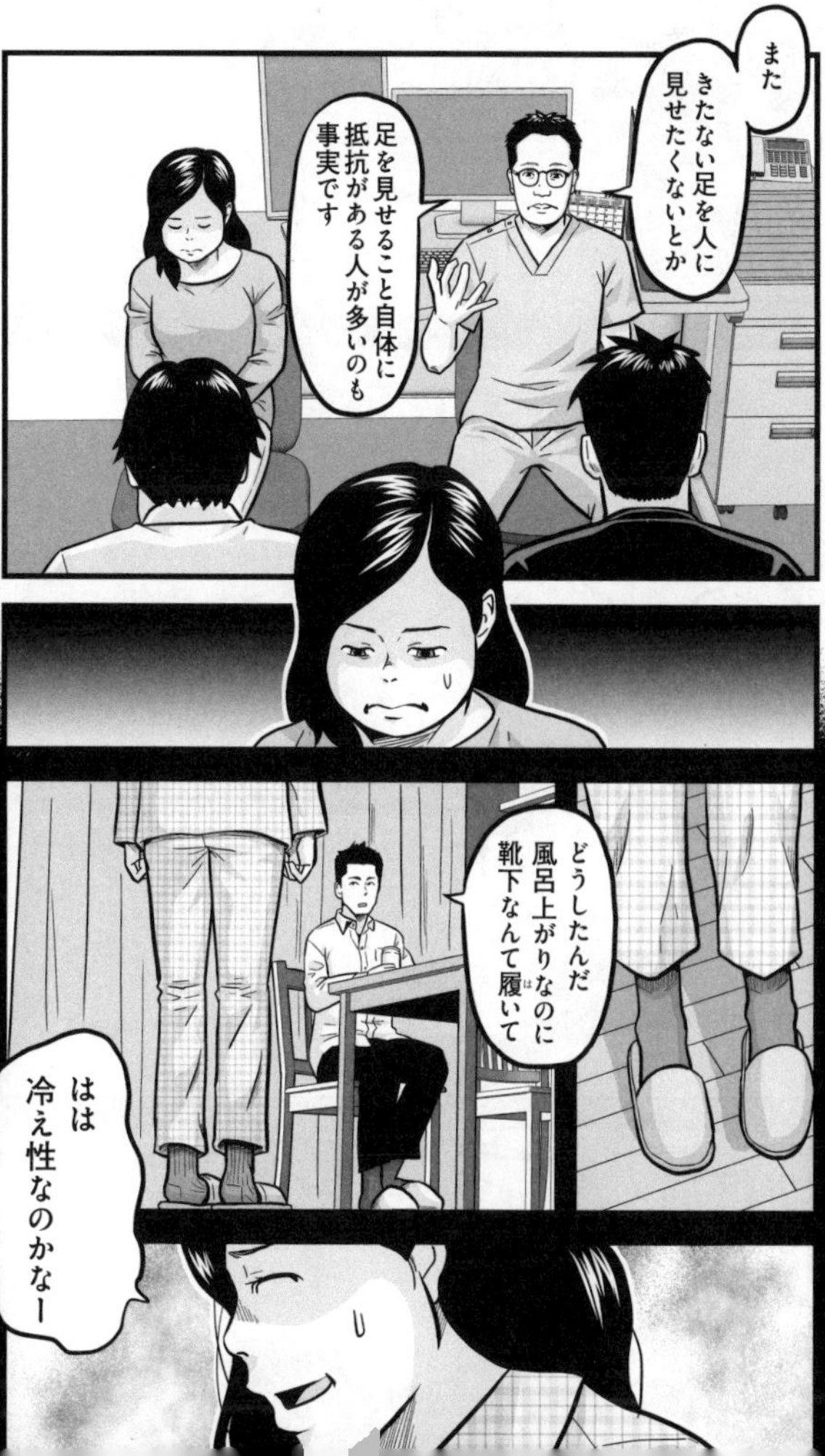
また
きたない足を人に
見せたくないとか
足を見せること自体に
抵抗がある人が多いのも
事実です
どうしたんだ
風呂上がりなのに
靴下なんて履《は》いて
はは
冷え性なのかなー

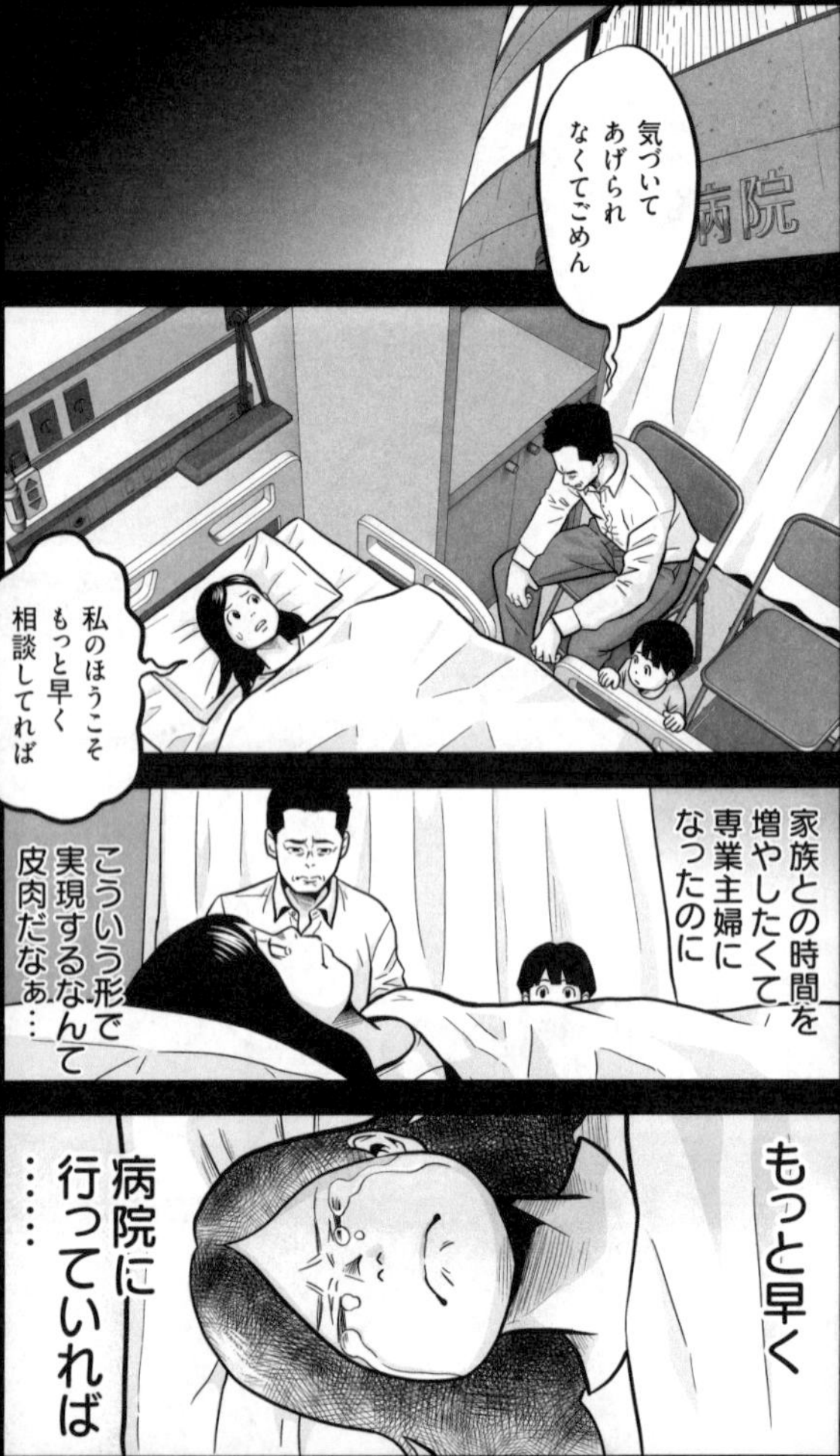
病院
気づいて
あげられ
なくてごめん
私のほうこそ
もっと早く
相談してれば
家族との時間を
増やしたくて
専業主婦に
なったのに
こういう形で
実現するなんて
皮肉だなぁ…
もっと早く
病院に
行っていれば
……

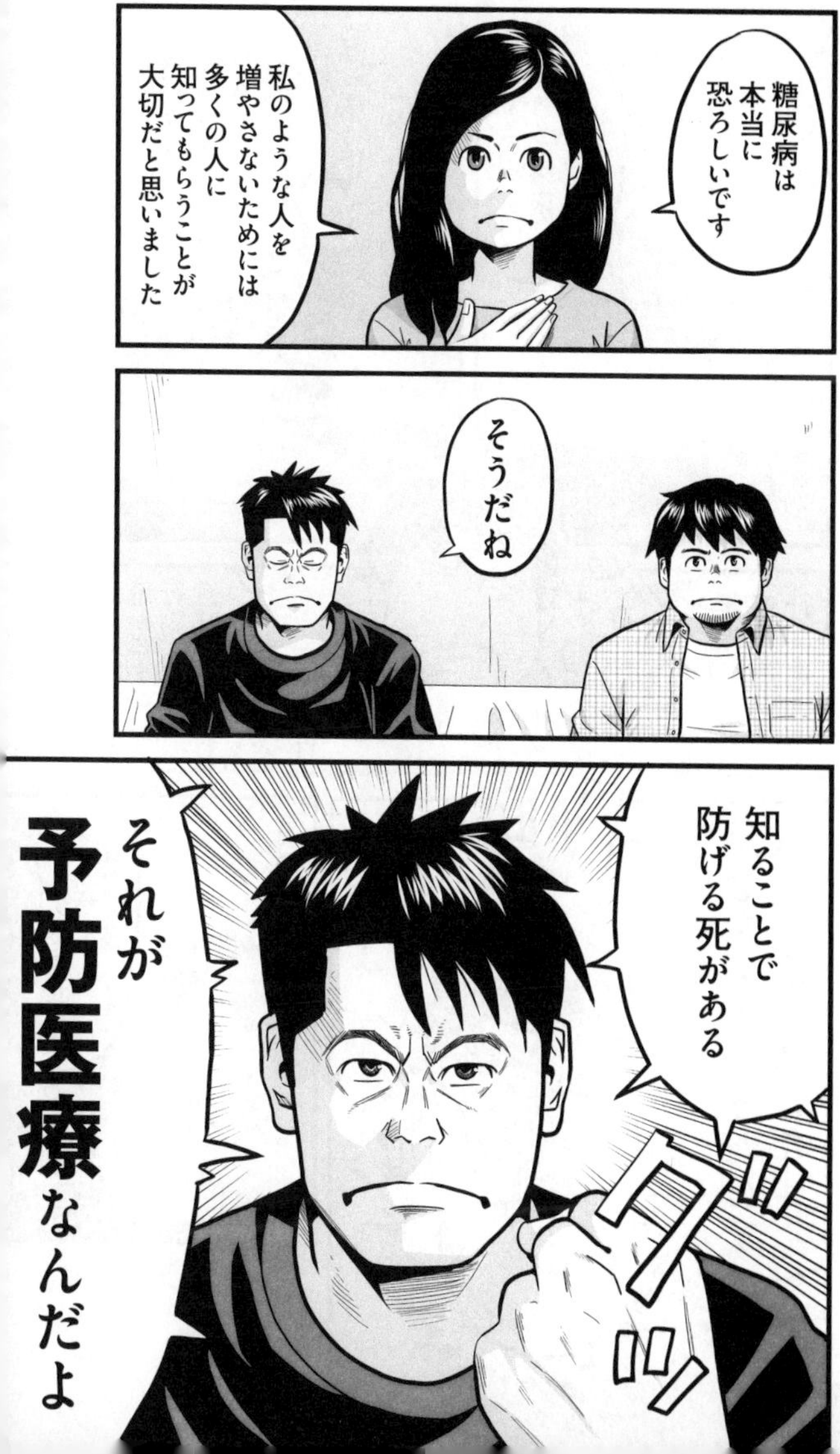
糖尿病は本当に恐ろしいです
私のような人を増やさないためには多くの人に知ってもらうことが大切だと思いました
そうだね
知ることで防げる死がある
それが予防医療なんだよ
グッ

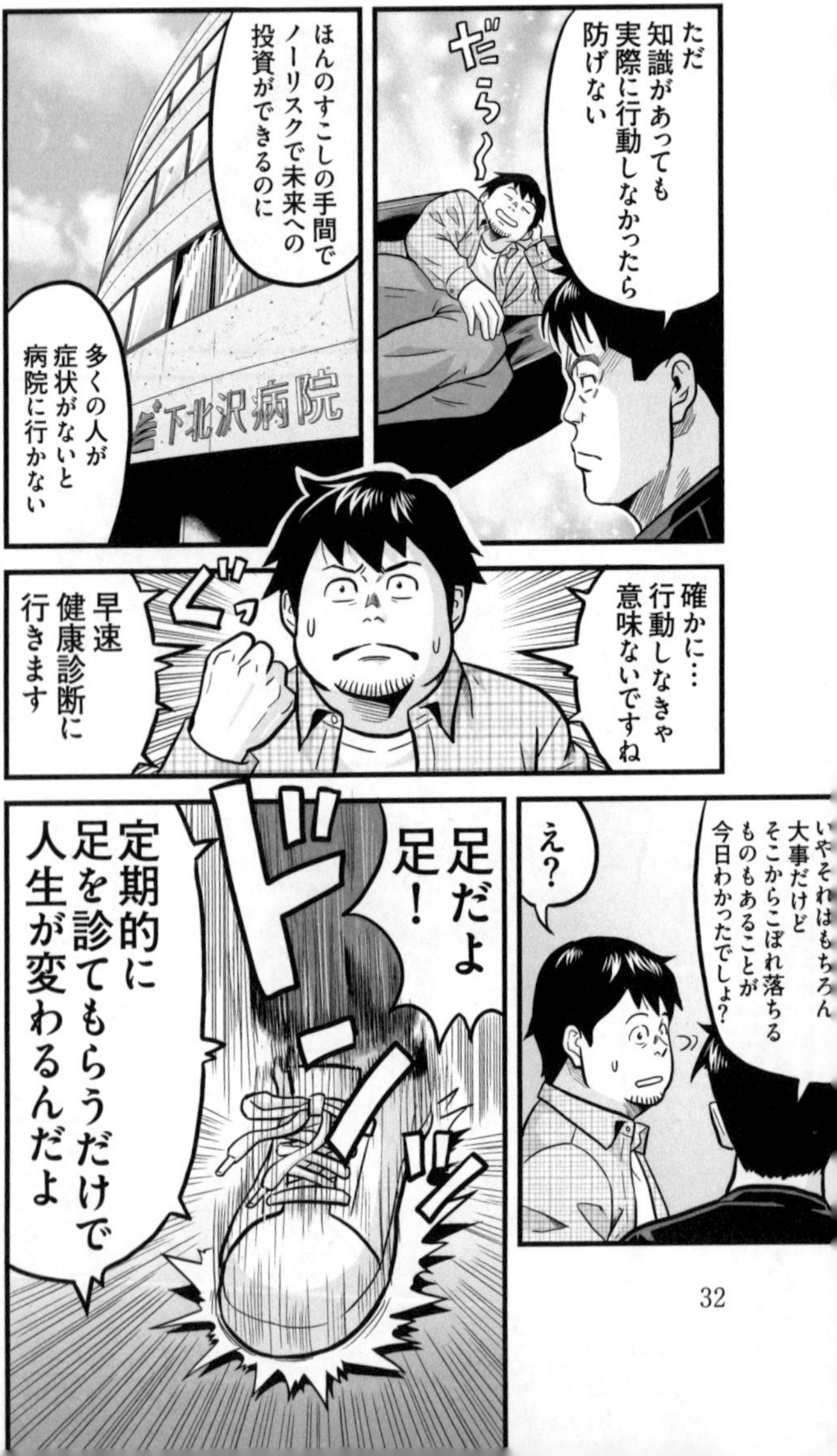
ただ
知識があっても
実際に行動しなかったら
防げない
だら〜
ほんのすこしの手間で
ノーリスクで未来への
投資ができるのに
下北沢病院
多くの人が
症状がないと
病院に行かない
確かに…
行動しなきゃ
意味ないですね
ぐっ
早速
健康診断に
行きます
いやそれはもちろん
大事だけど
そこからこぼれ落ちる
ものもあることが
今日わかったでしょ?
え?
足だよ
足!
ドーン
定期的に
足を診てもらうだけで
人生が変わるんだよ

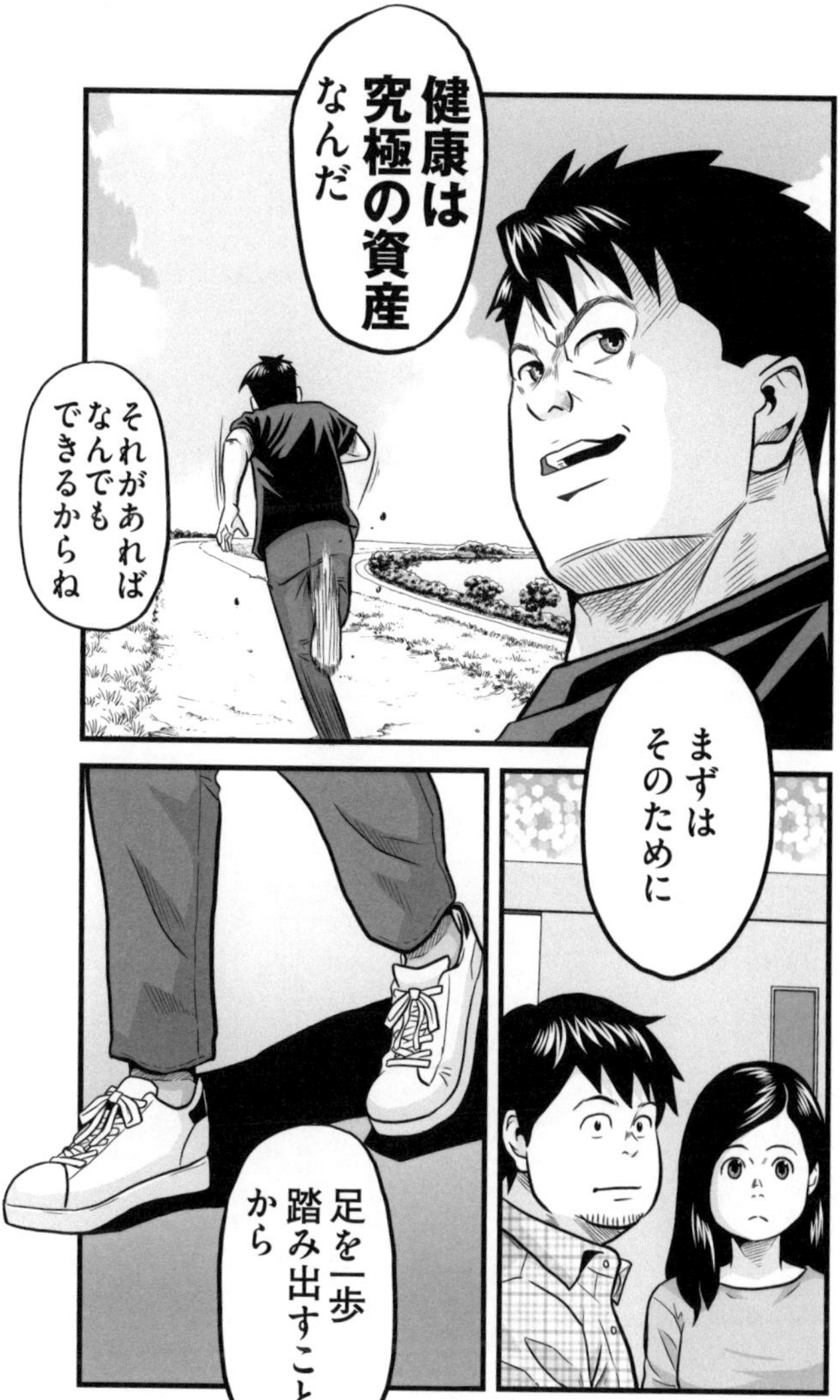
健康は究極の資産なんだ
それがあればなんでもできるからね
まずはそのために
足を一歩踏み出すことから

第2章

1問1答でわかる！
糖尿病の基本

糖尿病の真実

前章で紹介した、壊疽《えそ》（体の組織の一部が死滅すること）で足を切断した岡本陽子さん（仮名）が語る「糖尿病の真実」は、予備知識を持って取材に臨《のぞ》んだ僕ですら、衝撃的だった。気がつかないうちに、人生が壊《こわ》れてしまいかねない病気。しかも、治療しても完治しない病気。それが、糖尿病なのだ。

そんな糖尿病について、基本から解説してもらうために、僕は東京都済生会中央病院に渥美義大《あつみよしひろ》医師（現在はクリニックフォアグループ所属の糖尿病専門医）を訪ねた。

東京都済生会中央病院は、糖尿病の「教育入院」を日本で最初に始めた医療施設で、糖尿病治療では定評がある。教育入院とは、糖尿病について正しい知識を得ることを目的としたもので、治療開始時や病態管理がうまくいかない時に数日から数週間入院するものだ。それだけ、糖尿病の仕組みがわかりにくいということでもある。

僕の取材もかなりの時間を費《つい》やしたが、わかりやすくお届けするために1問1答にしてみた。早速、紹介しよう。

メカニズム

Q1　糖尿病とは？

糖尿病を一言で言えば――膵臓《すいぞう》から分泌《ぶんぴつ》されるホルモンのインスリン（Q4で説明）が十分に働かないために血液中のブドウ糖（血糖《けつとう》）が増える病気――ということになります。

糖尿病は特異な病気です。たとえば内科医は通常、心臓の病気を診《み》る医師、胃腸の病気を診る医師のように、臓器別に分けられることが多い。ところが、糖尿病の専門医は全身に影響をおよぼすとはいえ、ひとつの病気を専門としています。これは治療や合併症を含め、臓器別に分けられないということで、この病気に対する患者さんの理解を難しくしている一因です。

Q2　血糖値とは？

飲食によって取り込まれた糖質は、小腸で分解されてブドウ糖となり、吸収されます。そして血流に乗って全身をめぐる。この血液中のブドウ糖（グルコース）を「血糖」と言い、その濃度を示したのが「血糖値」です。

血糖値は飲食のたびに上がり、およそ1時間後に上昇のピークを迎えます。元の状態に下がり切るのは、食後2～3時間ほど経《た》ってから。食後に血糖値が上昇し始めると、膵臓からインスリンが分泌されます。インスリンの作用によって、ブドウ糖は細胞に取り込まれ、私たちが生きていくエネルギー源となるのです。

Q3　なぜ血糖値が高いと体に悪いのか？

私は患者さんに、体温を例にして「高血糖の害」を説明しています。

血糖値はおおむね80～110mg／dℓが正常値ですが、健康な方でも食後に200mg／dℓまで上昇する人もいますし、糖尿病患者さんのなかには800mg／dℓまで上昇する人もいます。また、甘い飲料水をガブ飲みすれば、健康な方でも短期的に血糖値が急上昇することは珍しくありません。

私たちの体には、体温・脈拍・血糖値など体内環境を一定に保つ仕組みが備わっています（「恒常性《こうじょうせい》（ホメオスタシス）」と言う）。血糖値が高いということは、この機能が損《そこ》なわれているわけですから、体に異変が起こります。人間の平熱《へいねつ》は多くの場合、36度台です。これが血糖値の80～１１０mg／dℓに相当します。つまり、血糖値が８００mg／dℓということは、体温が39～40度で過ごしているようなものなのです。

高血糖の害は「酸化《さんか》」と「糖化《とうか》」の二つです。

高血糖状態が続くと血液中に糖があふれます。あふれた糖は、血管壁の最内腔《さいないくう》（内膜《ないまく》）を構成する内皮《ないひ》細胞に入り込むようになりますが、その際に活性酸素《かっせいさんそ》が発生して、内皮細胞を攻撃して「酸化（細胞の劣化《れっか》）」させます。こうして、全身の血管はダメージを受け、動脈硬化など血管の老化を早めるのです。

活性酸素は、呼吸によって体内に取り入れた酸素を用いて、エネルギーをつくる過程などで発生する副産物で、酸素よりも強力な酸化力があります。過食・激しい運動・ストレス・喫煙・炎症・紫外線・大気汚染・食品添加物などでも、活性酸素は生じます。活性酸素は通常、体内に侵入してきた病原体などを殺すという、体に有益な働きをしています。ところが、増えすぎるとそのメリットをデメリットが上回り、血管だけでなく全身の正常な細胞やDNAを酸化させます。酸化した細胞は本来の機能を失い、老化を早めていきます。

高血糖により、糖は内皮細胞内のタンパク質と結合することもあります。この現象を「糖化」と言います。糖化は細胞を焦《こ》げついたような状態に変質させ、さまざまな臓器の機能低下をもたらします。ちなみに、酸化と糖化は老化の最大要因と見なされています。なお、空腹時や食後の高血糖状態を「糖代謝異常《とうたいしゃいじょう》」と言います。この状態でも血管の障害は始まっていますし、放置すると、糖尿病の発症につながります。

高血糖が慢性化すると、新型コロナウイルスなど感染症の重症化を招きやすくなります。免疫システムの主力の免疫細胞（リンパ球《きゅう》・白血球《はっけっきゅう》の一種）は血流に乗って体内をめぐり、侵入してきたウイルスを攻撃します。ところが、高血糖によって血管がダメージを受けていると血流が悪くなったり、免疫細胞の活動が衰えたりして、免疫力が低下するからです。

それだけではありません。高血糖は脱水症状も引き起こします。血液中の糖が多くなりすぎると、腎臓《じんぞう》は余分な糖を多量の水分と一緒に尿として排出します。そして尿量や排尿の回数が増え、体は脱水状態になっていきます。

Q4 インスリンとは？

インスリンとは、膵臓のランゲルハンス島《とう》にあるβ《ベータ》細胞から分泌されるホルモンのことで、これがなければ、人間の体は血糖値を一定に保つことができません。具体的には、次の二つの働き（43ページの図1）で血糖値を安定させています。

ひとつは、血液中の糖を筋肉や肝臓などの細胞に運び入れること。細胞に取り込まれた糖はエネルギーとして利用・消費されます。もうひとつは、余分な糖を筋肉や肝臓でグリコーゲン（単糖類のブドウ糖が貯蔵されやすいように結びつき、多糖類に変化したもの。動物のあらゆる細胞にある）に合成して貯蔵したり、脂肪に変えて脂肪細胞に蓄《たくわ》えたりすること。どちらも貯蔵エネルギー源として利用されます。

Q5 「インスリンの作用不足」とは？

「インスリンの作用不足」とは、インスリンの出《で》が悪くなったり、効《き》きが悪くなったりすることです。前者を「インスリン分泌不全」、後者を「インスリン抵抗性」と呼んでいます。抵抗性は「感受性低下」とも言います。

Q6 なぜインスリンの効《き》きが悪くなるのか？

インスリンの効きが悪くなる＝インスリン抵抗性とは、血糖値を下げるインスリンはしっかりあるけれど、なぜか血糖値が下がらない状態のことです。

私は患者さんに「インスリン抵抗性は、体内環境がブラック企業になっているから起こる」と説明しています。すなわち、インスリンという社員はいっぱいいるけれども、劣悪な労働環境のせいで彼らがうまく働けず、血糖値を下げる仕事ができないわけです。体内環境がブラック企業になる原因には、脂肪たっぷりの食事・運動不足・ストレス・肥満などが挙げられます。

なお、ご自分のインスリン抵抗性について知りたくなったら、受診の際にインスリン抵抗性指数（HOMA-R）を聞いてみてください。血液検査でわかります。

Q7 日本人はインスリンの分泌能力が低い？

インスリンの分泌は、人種によって差があります。欧米人は日本人の1・5〜2倍の分泌能力（分泌能）があると言われています。インスリンをたくさん分泌できる人

図1 インスリンの働き

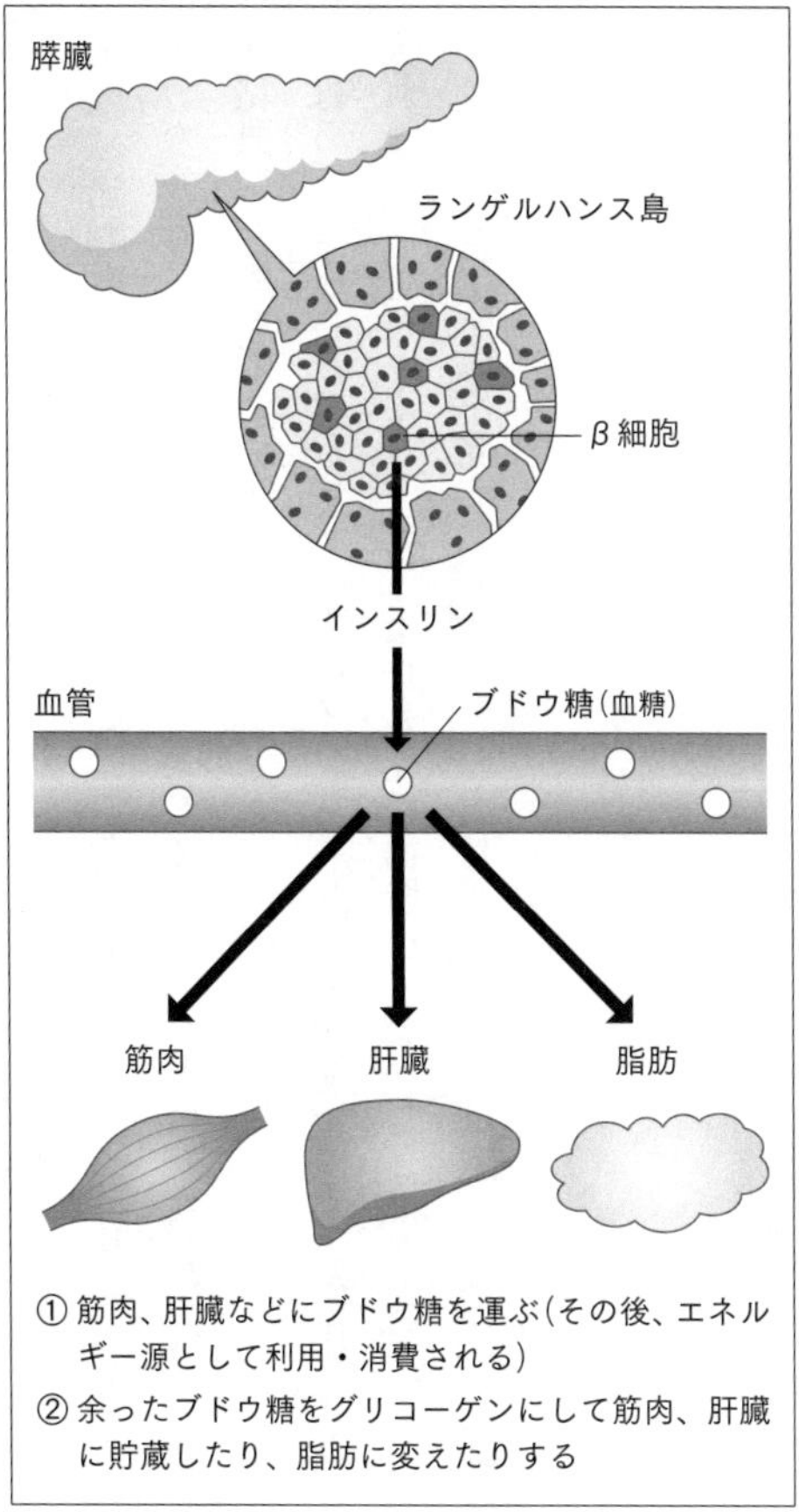

膵臓
ランゲルハンス島
β細胞
インスリン
血管
ブドウ糖（血糖）
筋肉
肝臓
脂肪
① 筋肉、肝臓などにブドウ糖を運ぶ（その後、エネルギー源として利用・消費される）
② 余ったブドウ糖をグリコーゲンにして筋肉、肝臓に貯蔵したり、脂肪に変えたりする

は太ることが得意。つまり、インスリンは「肥満ホルモン」と言えます。

欧米人は過剰な食事を摂《と》っても、それに見合うだけのインスリンが分泌されるため、余分な栄養が脂肪として蓄えられ、太っている人が多い。なかには、われわれとは〝規格外〟の肥満者もいます。

いっぽう、日本人を含むアジア人はインスリンの分泌能が欧米人に比べて低いために、太れない。と言うより、太るよりも先に糖尿病になってしまうのです。具体的には、小太りでも糖尿病を発症しやすい。つまり、アジア人は欧米人に比べて糖尿病になりやすいと言えるのです。

診断基準

Q8　糖尿病には種類がある？

糖尿病には、次の4種類があります。

1型糖尿病

膵臓にあるβ細胞が破壊されてインスリンを分泌できなくなって発症するのが、1型糖尿病です。現状では残念ながら、予防策がありません。1型糖尿病には、特発性タイプと自己免疫性タイプの二つがあり、前者は原因不明、後者は異常な自己免疫反応によってβ細胞が破壊されることが原因です。

1型糖尿病は遺伝的要素に、なんらかの引き金があって起こると考えられています。よく言われているのが「ウイルス説」で、風邪のようなありふれたウイルスの感染をきっかけに、風邪が治ったあとしばらくして発症します。

2型糖尿病

膵臓が機能していても、インスリンの作用不足で発症するのが2型糖尿病です。インスリンの分泌が減っているタイプ（インスリン分泌不全）と、インスリンは分泌されていても効きが悪いタイプ（インスリン抵抗性）の二つがありますが、両方のタイプの方もいます。

具体的には、健常な人が暴飲暴食をしてもインスリンがたくさん出て血糖値を下げますが、糖尿病の人では食べた量に見合った分泌量が出ない、もしくは食べた量に対して十分に効かないことが起きるわけです。

日本人の糖尿病のほとんどは2型糖尿病で、患者さんの約95%を占めます。ですので、本書は以降、2型糖尿病を前提に話を進めていきます。

妊娠糖尿病

妊娠を契機に発症するのが妊娠糖尿病で、多くは出産後には治りますが、なかには本格的な糖尿病に移行する人もいます。発症する仕組みは、胎児に多くの糖を供給しようとして、胎盤からインスリン抵抗性を増すホルモンが分泌されるからではないかと言われています。

妊娠糖尿病は一般的に（特に男性には）知られていませんが、妊婦さんは医師から言われますから、知っているでしょう。妊娠中に高血糖状態が続くと、流産や早産、胎児が大きくなりすぎることによる難産のリスクが高まります。出産後、赤ちゃんが低血糖になるケースもあります。ですから、妊娠中の血糖値の検査は厳しく行なわれます。

妊娠糖尿病になると、将来、糖尿病になる確率も高いと言われています。いっぽうで、女性は出産後、健康診断を受ける機会が少なくなる場合が多いようです。そのため、知らない間に糖尿病になっていることも少なくありません。定期的に健診を受けることをおすすめします。

その他の原因による糖尿病

がん・肝臓・膵臓・感染症などの病気や薬剤の副作用が原因で発症する2次性糖尿病や、遺伝子異常を持っていることで発症するものです。2次性糖尿病の場合、糖尿病治療と並行して、原因となる疾患《しっかん》の治療や対処を行なう必要があります。

Q9　糖尿病の診断基準は？

糖尿病は、次の4項目を組み合わせて診断されます。

①HbA1c：6・5％以上
②空腹時血糖値：126mg／dℓ以上
③随時血糖値：200mg／dℓ以上
④75g経口ブドウ糖負荷試験の血糖値：200mg／dℓ以上

HbA1c《ヘモグロビンエーワンシー》とは、血液内の赤血球《せっけっきゅう》に存在するタンパク質のヘモグロビンが血液中の余分な糖と結合したもので、「糖化ヘモグロビン」とも言います。この数値は、血液中に糖化ヘモグロビンがどれくらい存在しているかを表わしたもので、過去1～2カ月の血糖値の平均状態を示します。

空腹時血糖値は朝食を摂らない空腹状態（8時間以上の絶食）で採血して測定した血糖値のことで、随時血糖値は食後から時間を問わずに測定したものです。

75g経口ブドウ糖負荷試験とは、一時的に高血糖状態にして一定時間後の血糖値から糖尿病の有無を判断する方法です。具体的には、75gのブドウ糖が溶《と》けた液体を飲んだあとに採血をして、血糖値やインスリン濃度を測定します。

日本糖尿病学会では、①〜④のいずれかで「糖尿病型」、つまり「糖尿病の疑いあり」と診断し、②が１１０mg／dℓ未満かつ④が１４０mg／dℓ未満の場合は「正常型」、つまり「糖尿病の疑いなし」としています。

糖尿病型・正常型のいずれでもない場合は、「境界型（耐糖能異常《たいとうのういじょう》）」とされます。これは「糖尿病予備群」とも言われ、将来、糖尿病になる可能性が高いため、６カ月〜１年ごとの検査がすすめられます。糖尿病予備群についてはQ15で詳しく述べます。

Q10 初期の自覚症状は？

最初はまったくと言っていいほど自覚症状はありません（サイレントキラーと言われる所以《ゆえん》です）。健康診断の血液検査や尿検査で、はじめて異常を知ることがほとんどです。やがて重症になると、喉《のど》がやたら渇《かわ》く・水分を多量に摂る・尿の量が多くなる・尿の匂いが甘く感じる・トイレが近くなる・だるく疲れやすいといった「口渇《こうかつ》・

多飲《たいん》・多尿《たにょう》」の症状が現われます。このような症状を自覚する頃には、かなり進行していると考えたほうがよいでしょう。

Q11 「糖尿病は死ぬまでつきあう病気」は本当か？

本当です。糖尿病は一度かかると完治はしません。完治はしないけれど「寛解《かんかい》」、いわゆる「治ったような状態」にはなります。具体的には、糖尿病の点数（診断基準になる検査数値）＝HbA1c値や血糖値が、健常な人と変わらない数値になります。この状態を維持していくことが大切です。

Q12 なぜ糖尿病は完治しない？

すでに述べたように、糖尿病はインスリンの分泌が減ったり（インスリン分泌不全）、インスリンが分泌されていても効きが悪かったり（インスリン抵抗性）することで起こります。インスリン分泌不全は膵臓の機能低下が原因ですが、機能がいったん落ちると、回復は可能でも、元の状態までは戻れないことが多いのです。

だから、完治を望むことはできないとされています。一生、治療と維持が必要となるのです。ただ、早期治療をすれば回復が可能とされており、寛解にも至りやすいです。

いっぽう、インスリン抵抗性は、その原因となる食生活の乱れ・運動不足・肥満などを改善すれば良くなります。しかし、患者さんが持つ「糖尿病になりやすい体質」は変わっていないため、元の生活習慣に戻れば、また糖尿病になってしまいます。やはり、完治できるとは言い難いのです。

糖尿病になりやすい人

Q13 家族歴があるとなりやすい？

糖尿病は、家族内発症の多い病気です。家族歴（血縁者に糖尿病患者がいる）がある人は、ない人に比べて糖尿病になりやすく、糖尿病患者さんの約40%が、血縁者に糖尿病患者さんがいると言われています。

ただし、遺伝するのは糖尿病そのものではなく、糖尿病になりやすい体質です。この体質に、過食・運動不足などの生活習慣（図2）が加わって糖尿病が発症するのです。ですから、家族歴がある人は、自分はなりやすいかもしれないと考えて、気をつけて生活するのは理に適《かな》っています。

Q14 糖尿病は遺伝する？

前述のように、糖尿病は単一の遺伝子、つまり「この遺伝子に異常があるから、あなたは糖尿病になります」という病気ではありません。と言いながらも、きわめて稀《まれ》にそのような遺伝子もあります。Q8で触れた、その他の原因による糖尿病です。

糖尿病は、複数の遺伝子の異常が組み合わさることで起こる多因子遺伝病です。これは遺伝子異常を何個持っているから必ず糖尿病になるというよりも、たとえばA遺伝子の異常があるからリスクは1・1倍、B遺伝子の異常は1・11倍だから、掛け合わせて1・22倍のリスクとなるととらえてください。

多因子を持っていると、持っていない人に比べて、発症リスクは5倍にまでなると言われています。喫煙習慣で肺がんになるリスクは非喫煙者と比べて男性4・4倍、女性2・8倍ですから、5倍はかなり高いと言えます。将来、遺伝子の解明が進めば、「あなたは糖尿病になるリスクは○倍です」などと告知されるようになるかもしれません。

図2 糖尿病になりやすい人の生活習慣

- 食事の回数・時間が不規則
- 早食い、大食い
- ご飯や麺類を好む
- スイーツなど甘いものを好む
- 糖分を多く含む清涼飲料水をよく飲む
- お酒の過飲傾向がある
- 起床・就寝時間が不規則
- 慢性的な睡眠不足
- 喫煙習慣がある
- ほとんど運動をしない
- ストレスが大きい

※1個以上あると、糖尿病体質に移行しやすい

Q15 糖尿病予備群とは？

糖尿病予備群とは、Q9で述べた「境界型」に属する人たち。わかりやすく言えば、「糖尿病の一歩手前の状態」で「ふつうの人よりも血糖値が少し高いものの、まだ本当の糖尿病の域には達していない、いわば、糖尿病のなりかけ状態」（日本臨床内科医会「糖尿病予備群」）です。

糖尿病は、健常な人が突然発症する病気

ではありません。年数を経《へ》て、インスリン分泌が減ったり、インスリン抵抗性が高まったりして、糖尿病に至ります。糖尿病予備群は、その過程の状態です。症状はありませんが（くどいですがサイレントキラーなので）、徐々に体内に変化が起きていきます。

たとえば、空腹時血糖値に変化が見られなくても、食後血糖値は確実に上がっています。また、動脈硬化は糖尿病予備群の段階から進行していき、心臓の血管障害リスクは、そうでない人の2倍と言われています。

日々診察しているなか、コロナ禍によって糖尿病患者さんが増えた印象があります。糖尿病予備群だった人たちの外出が減り、運動量が落ちた（都市部の人たちにとって通勤は立派な運動です）。そのことで糖尿病を発症させたのではないでしょうか。あくまで、私の印象ですが。

Q16 どうすれば糖尿病予備群とわかる？

これは、「血糖値スパイク」の有無でわかります。血糖値スパイク（グルコース・ス

図3　血糖値スパイク（例）

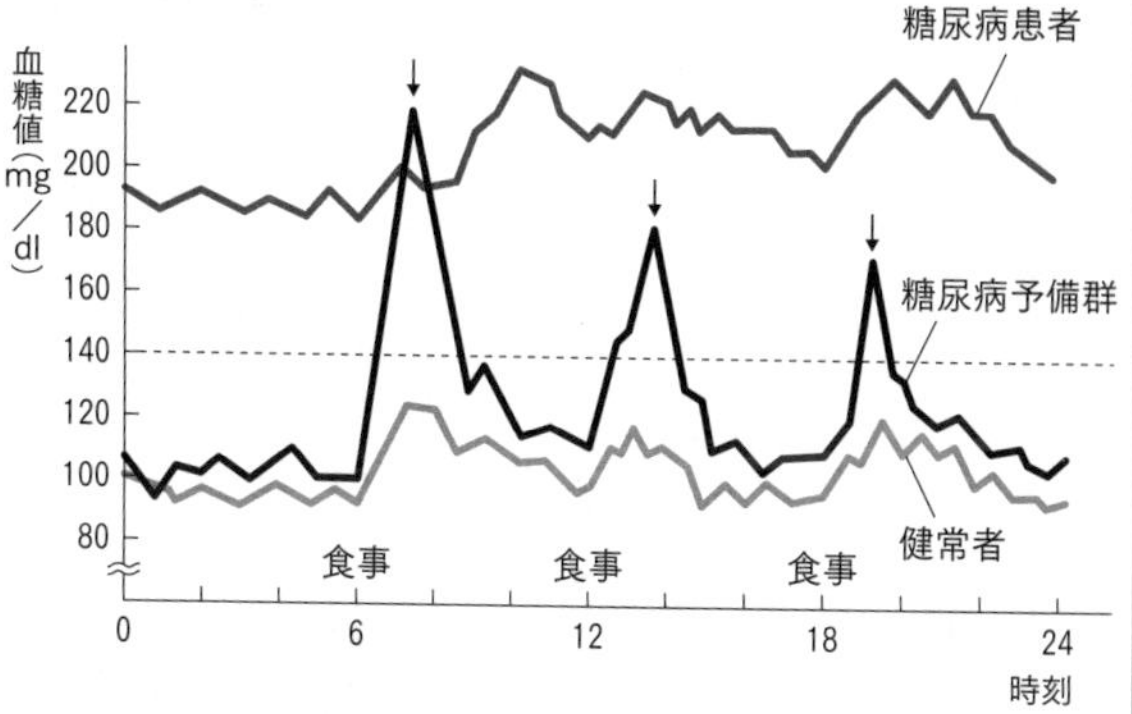

※140mg/dl以上が食後高血糖、↓が血糖値スパイク

パイク）とは食後、短時間に血糖値が急上昇する現象のことです。血糖値の1日の変動を表わした折れ線グラフで、食後だけ尖《とが》った針（スパイク）のように急上昇していますが、これが血糖値スパイクです（図3）。

その仕組みを簡単にご説明します。食後に血糖値が急激に上がり始めると、本来それに見合うインスリンが急速に分泌されます。しかし、糖尿病予備群の方は分泌が遅れるため、インスリンが間《ま》に合わず、血糖値が急上昇します。その後、分泌されたインスリンにより、今度は血糖値が急速に下がっていくのです。

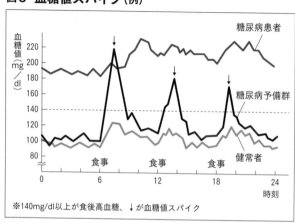

このような急激な血糖値の変化は、血管にも悪影響を与えます。放置しておくと血管が傷《いた》み、動脈硬化が進みやすくなる。血糖値スパイクが常態化すると、老化を早める糖化はどんどん進んでいくのです。

前述のように、糖尿病はＨｂＡ１ｃ値・随時血糖値・空腹時血糖値で診断されます。ところが、血糖値スパイクは食後血糖値なので、検査では測定しません。血糖値スパイクが「隠れ糖尿病」とも呼ばれるのはそのためです。具体的には、食後2時間での血糖値が１４０㎎／dℓ以上で「食後高血糖」とされます。

近年、血糖値スパイクを調べる医療機関が出てきました。健康保険適用外で自費になりますが（糖尿病予備群は病気ではないので保険診療ができない）、気になる人は血糖値スパイクを調べてもらうといいでしょう。

手軽な方法としては、薬局や通販で購入できる血糖自己測定器の利用があります。毎日、朝昼夕の食後1～2時間後に血糖値を測定して記録をつけることで、血糖値スパイクが見つけられます。

Q17 どうすれば糖尿病予備群から脱出できる？

糖尿病予備群から脱出するのは、簡単ではありません。前述のように、糖尿病予備群は、糖尿病ではない状態から糖尿病になる過程にあります。たとえ糖尿病予備群から抜け出して好転しても、糖尿病になりやすい体質はなくならないままだからです。

糖尿病予備群の状態から改善する人と、そのまま糖尿病に向かっていく人の違いは、環境因子である生活習慣を変えられるかどうかにかかっています。もうひとつの違いは、早く気がつくかどうか。糖尿病予備群であることを知っていないと、対処のしようがありませんから。

糖尿病予備群であることがわかったら、食事・運動など生活習慣の見直しが急務です。図２（53ページ）で、自らの生活習慣をチェックしてみてください。

Q18 ストレスは発症リスクを高める？

血糖値は自律神経《じりつしんけい》によってコントロールされており、ストレスを感じると交感神経《こうかんしんけい》が活発化し、血糖値を上昇させます。また、ストレスによる過食でも悪化することがあります。ですから、ストレスが大きい人は糖尿病になるリスクが高いと言えます。

Q19 加齢は発症リスクを高める？

糖尿病患者さんは40代では10人に1人以下ですが、50代では5人に1人、60歳を超えると4人に1人になります。年齢を重ねるとともに、インスリンの分泌が低下したり、インスリン抵抗性が増大したりするからです。膵臓の機能が低下していることはなかなか実感できません。「俺は30代と変わらない」と思っていても、加齢のリスクを知っておくべきです。繰《く》り返しますが、糖尿病はサイレントキラーなのです。

進行と合併症

Q20 糖尿病治療とは？

糖尿病治療は食事療法と運動療法が基本で、いずれも血糖値のコントロールが目的です。これは、糖尿病予備群も同様です。糖尿病に至っている場合は、必要に応じて血糖降下薬などによる薬物療法も加わります。

食事療法では総カロリーを抑えて、過剰な糖質摂取を避《さ》けます。特に糖質に気をつけるのは、体重増加や食後血糖値の急上昇（血糖値スパイク）を避けるためです。

糖尿病患者さんの多くが運動不足です。そして、肥満であったり筋肉量が減少したりしています。つまりエネルギーの消費量が少なく、高血糖を招きやすい体質です。ですから、運動療法によって筋肉を増やして基礎代謝を上げたり、血液中の糖の消費を促進したりして、高血糖を防ぐのです。

Q21 血糖値が低くなりすぎたら？

糖尿病治療では、血糖値をコントロールするために血糖降下薬などを使います。しかし、血糖値が下がりすぎると、低血糖（血糖値が70㎎／dℓ以下）を起こします。この時、そのレベルに応じた特有の症状が出ます。

・50～70㎎／dℓ：発汗・頻脈《ひんみゃく》・不安感・手の震《ふる》え・顔色の悪さなど交感神経症状

・50㎎／dℓ程度：頭痛・目のかすみ・集中力の低下・生あくびなど中枢神経症状
・50㎎／dℓ以下：痙攣《けいれん》・昏睡《こんすい》など

発症した場合、速やかに対応をしなければなりません。ブドウ糖10g、砂糖の場合は20gを摂るか、ブドウ糖を含む飲料水（150〜200㎖）を飲みます。15分ほど安静にしますが、症状が改善しない時は医療機関に相談するか、救急車を呼びましょう。糖尿病患者さんは外出の際、ブドウ糖や飴《あめ》を持参することをおすすめします。

Q22 三大合併症とは？

糖尿病になり、高血糖が続くと「しめじ」「えのき」と言われる合併症が起こります。糖尿病そのものは血糖コントロール（高血糖・低血糖ともに防ぐ）ができていれば、必要以上に危険視しなくてもいいですが、合併症は生命予後《せいめいよご》（病気の経過が生命に与える影響）にかかわってきます。糖尿病治療とは、合併症を起こさないようにするために行なうと言っても過言ではありません。

「しめじ」とは合併症が生じる場所を表わしており、神経（糖尿病神経障害）の「し」、目（糖尿病網膜症《もうまくしょう》）の「め」、腎臓（糖尿病性腎症《じんしょう》）の「じ」です。これが糖尿病の「三大合併症」で、いずれも細い血管（細小血管《さいしょうけっかん》）の障害が原因で起こります。

糖尿病神経障害は、手足の細い血管や神経がダメージを受けることで起こります。症状は、しびれ・痛み・感覚の低下・勃起《ぼっき》不全（ＥＤ）など。また、痛みに気づかず、足のちょっとした傷から壊疽になることもあり、場合によっては切断を余儀なくされます。

糖尿病網膜症は、目の毛細血管《もうさいけっかん》の障害で起こり、失明に至ることもあります。

糖尿病性腎症は、腎臓の糸球体《しきゅうたい》（毛細血管のかたまり）の障害で生じ、腎臓の機能を低下させます。人工透析が必要になることが少なくありません。

いっぽう、「えのき」とは、足の壊疽の「え」、脳卒中（脳梗塞《のうこうそく》）の「の」、狭心症《きょうしんしょう》・心筋梗塞《しんきんこうそく》の「き」を表わし、足・脳・心臓の太い血管・動脈に起こる合併症です。

Q23 人工透析とは？

人工透析とは、腎臓の働きの一部を人工的に行なう治療です。

糖尿病性腎症になると、腎臓の機能が低下し、体内の老廃物・余分な水分・塩分を尿として排出できなくなります。また、タンパク質が尿に漏《も》れるようになります。

タンパク質のアルブミンを含む尿が出ると、早期の糖尿病性腎症が疑われます。その後、腎臓の機能の低下が進み、慢性になると機能の回復は見込まれず、機能不全になると人工透析が必要になるのです。

Q24 糖尿病患者は新型コロナウイルスに感染しやすい？

糖尿病患者さんが新型コロナウイルスに感染しやすいというデータはありません。しかし、感染すると重症化しやすいことが懸念《けねん》されています。

Q3で述べたように、糖尿病患者さんは免疫細胞の働きが落ちて免疫力が低下するため症状が重くなり、治りにくくなると考えられています。実際、糖尿病の状態が悪い人ほど、さまざまな臓器の障害が起こるなど、重症化することがわかっています。

いっぽう、病態管理が良いと重症化リスクは健常者と同程度です。つまり、コロナ禍では、糖尿病患者さんは良い状態をキープすることがとても重要なのです。

このように、知らず知らずに進行しているのが糖尿病であり、その怖さと発見の難しさを十分おわかりいただけたと思う。次章では最新治療を取り上げるが、糖尿病に詳しいと思っている人でも、10年前の常識がまったく通用しないほど進化していることに驚くかもしれない。

第3章

こんなに変わった！
最新治療

画期的な治療薬

僕が服用している薬

実は、僕は2年前から、糖尿病の治療薬「SGLT2阻害薬《そがいやく》」を服用している（自費診療）。と言っても、糖尿病を患《わずら》っているわけではなく、予防を目的とした体重コントロールのためだ。

SGLT2阻害薬は2014年の登場以来、糖尿病治療薬の既成概念を打ち砕いた薬剤として注目されている。それまでの治療薬は膵臓に作用し、血糖値を下げるホルモンであるインスリンの分泌をうながして、血糖コントロールを改善するものだった。いっぽう、SGLT2阻害薬は腎臓に作用して、尿から糖（尿糖《にょうとう》）の排出をうながす。体内に余っている糖を尿中にどんどん出して、血糖値を下げるわけだ。

インスリンを介さないから膵臓の酷使が避けられるし、効きすぎることによる低血糖の心配も少ない。顕著な体重減少・血圧低下・脂質《ししつ》改善などにも効果がある。僕は大好物の寿司を食べに行く前など、体重の増加防止のためにSGLT2阻害薬を必ず飲んでいる。ちなみに、同薬剤の服用後に人間ドックを受けたところ、尿糖が陽性と出て、その効きめに改めて驚いた。

「糖尿病が良くなるのはもちろんのこと、驚くべきは服用後に体重が落ちる効果があることです。今までの治療薬で、体重をこれほど減らすことができる薬はありませんでした。私も最近、肥満の糖尿病患者さんにはこの薬を使うようにしています」と語るのは、慶應義塾大学医学部腎臓内分泌代謝内科の伊藤裕《いとうひろし》教授。

伊藤教授は高血圧・糖尿病・腎臓病・抗加齢医学がご専門で、日本高血圧学会理事長、内分泌学会代表理事や慶應義塾大学医学部百寿総合研究センター副センター長などを歴任している。2003年には、メタボリックシンドローム（内臓脂肪型肥満〔78〜79ページで詳述〕をきっかけに脂質異常・高血糖・高血圧となる状態。別名「内臓脂肪症候群」、通称「メタボ」）が進行すると、ドミノ倒しのように食後高血糖・動脈硬化などが起こり、最終的には透析・失明・心不全など重大な病気に至る過程を明らかにした「メタボリックドミノ」を、世界ではじめて提唱した。

ＳＧＬＴ２阻害薬の作用機序を簡単に説明しよう。

腎臓は、体内の老廃物を尿とともに体外に排出している。その順番は、まず糸球体というフィルターで汚れた血液を濾過《ろか》する。ここで１日約１５０ℓの原尿《げんにょう》（尿の素《もと》）がつくられる。その後、尿細管《にょうさいかん》という通り道で栄養分と水分を再吸収し、血液中に戻す。１日の尿量は１〜１・５ℓだから、原尿の99％が再吸収されていることになる。

尿糖も栄養分として再吸収され、血液中に取り込まれる。この糖を運ぶトランスポーター（輸送体）の役割をしているのが、タンパク質の一種であるＳＧＬＴ（ナトリウム・グルコース共輸送体）だ。

そして、ＳＧＬＴの〝運び屋〟としての働きを阻害することで、糖の再吸収をブロックし、余剰な糖を尿とともにダダ漏れにして血糖値を下げるのが、ＳＧＬＴ２阻害薬である（図４）。糖の排出とは、すなわちカロリーを体外に出すことなので、体重も減るというわけだ。

ＳＧＬＴはＳＧＬＴ２だけでなく、１から７まであるそうだ。腎臓にのみあるのが

図4 SGLT2阻害薬の仕組み

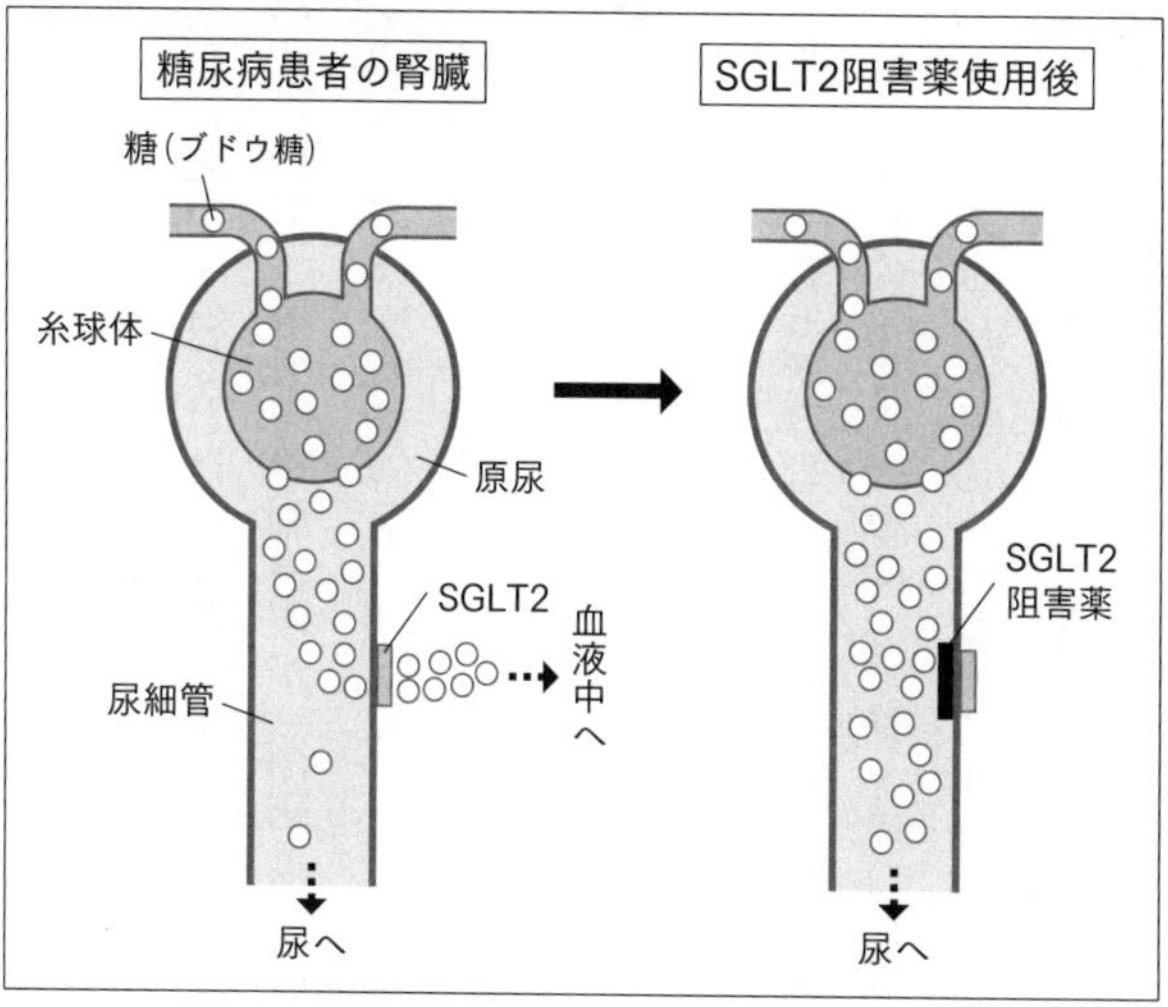

SGLT2で、腸（主に小腸）にあるのがSGLT1だという。

SGLT2は1994年、金井好《かないよし》克《かつ》氏（現・大阪大学大学院医学系研究科教授）によって発見されたが、長らく注目されなかったという。糖を血液中に再吸収するのに作用する物質であり、あまり大きな意味はないと思われていたのだ。だから、SGLT2阻害薬が登場しても、大きな効果はないだろうと糖尿病の関係者たちは見ていたらしい。しかし、今は違う。

「今後、医療が進んでいくなかで、

死因に関しては、がんと心不全がもっとも重要な病気になっていくでしょう。

実はＳＧＬＴ２阻害薬には、塩分の再吸収を抑える作用もあります。ですから、この薬剤を服用することは、血糖低下や体重減少の効果だけでなく、塩分を尿とともに排出するので、塩分の過剰摂取が一因である心不全の予防にもつながるのです。これだけ臨床的に良いことが出てきたことで、生物の生命維持において、ＳＧＬＴ２が非常に重要な物質であるとわかってきたのです」

貪欲《どんよく》な臓器

糖と塩分の吸収は「対《つい》の関係」になっている。糖の吸収量が増えれば、塩分の吸収量も増える。なぜそうなるのだろうか。伊藤教授は、その理由はわからないと言う。

「それが生物の生存に効率的で、糖と塩分を同時に吸収できる生物が生き残ったとしか言いようがない。そのようにして生物は進化してきたのでしょう。腸でも同じことが起こっています。そして、腸と腎臓は吸収という、体にとって一番エネルギーを使う仕事をしているのです」

腸は食べたものから栄養分と水分を吸収し、腎臓は尿を排出前にそれらを再吸収する。そのために、腸は全血液量の30％、腎臓が20％を消費する。これは全臓器中、1位と2位を占めている。二つの臓器はさまざまなものを吸収しているが、なかでも糖と塩分が体にとって重要である。

僕たちの祖先は元をたどれば、海に生存していた。食料源になる生物が多様に生息する海から陸に上がったことで、人類史の大半で飢餓の問題が重要であり続けた。食料と塩分の不足。そのうえ、食料確保のために外敵の脅威にさらされた。

やがて、体は飢餓に備えてエネルギー源として糖を蓄えるようになる。食料を得るための狩猟は、敵との戦いでもある。戦うか逃げるか、活発な身体活動には、適度な血圧がなくてはならない。血液を全身くまなくめぐらせるのも、血圧の作用だ。血圧は、良くも悪くも塩分の影響を受ける。また、陸に上がって十分な塩分補給ができなくなったため、体は常に一定量の塩分を保つ必要がある。腸と腎臓は、そのために一生懸命に糖と塩分を取り込んでいるわけだ。

「腸と腎臓、この二つの臓器を、私は『greedy organ（貪欲な臓器）』と呼んでいます。『greedy』は『罪深い・強欲な・食い意地が張っている』などの意味ですが、英語で『greedy guts（貪欲な腸）』と言えば、『食いしん坊』のことです。この言葉を捩《もじ》って『greedy organ』と名づけたのです。なお、『greedy』には『一生懸命、何かをする』という意味もあります。『貪欲な臓器』という言葉には、腸と腎臓が糖と塩分を一生懸命、体に取り込もうとし続けることで、かえって病気が起こる、という考え方が込められています」

人間の体は飢餓との闘いのなか、少ない食べ物を有効利用する仕組みをつくり上げてきた。だから、腸は食べ物を栄養分として余すところなく、〝がんばって〟体内に取り込む。腎臓は無駄があってはいけないと、〝がんばって〟排出前の尿に残っている糖と塩分を再吸収する。この仕組みができたことで、人間は命を紡《つむ》ぐことができたと考えられている。

しかし、現代は飽食・過食の時代なのに、どうして二つの臓器は〝がんばり〟続けるのだろうか。

「腸や腎臓の吸収機能は、生物にもともと備わったメカニズムなので、体は本能のようにそのメカニズムを残しているのだと考えられます。糖が入ってくるほど、腸はSGLT1の発現《はつげん》を上げる。かつては少なかった糖を効率よく、しかもたくさん取り込むためにSGLT1がつくられたのでしょう。その性質が今も残っていて、糖が入ってくれば入ってくるほど、その糖を体に取り込んでしまうのです。と同時に、塩分も取り込まれます」

腎臓の〝がんばりすぎ〟を止める

僕たちは、五つの味覚（甘味《あまみ》・酸味《さんみ》・塩味《えんみ》・苦味《にがみ》・うま味）を持っている。舌や軟口蓋《なんこうがい》にある味蕾《みらい》という小器官に含まれる味細胞《みさいぼう》で、五味《ごみ》を感じ取っているのだ。

近年、味細胞に似た特徴を持つ細胞が、消化管《しょうかかん》（口から肛門までの食物が通る管）をはじめ、体のさまざまな器官で見つかっている。僕たちは意識できないが、これらの細胞は味を感じているらしい。特に、苦味と甘味に対しては敏感だという。

苦味の受容体は、変なものを食べたらすぐに吐《は》き出せるように、食道や胃など消化管の上部に多く存在する。いっぽう、甘みの受容体はいたるところにあり、胆嚢《たんのう》・膵臓・脳でも感じることができるらしい。甘み受容体は腸にもあり、甘いものが入ってくると、ＳＧＬＴ１をたくさん発現して、さらに糖を取り込もうとする。

甘いものの摂取は、塩分も吸収しやすくする。これも、ＳＧＬＴ１の作用だ。体内に糖が余ってＳＧＬＴ１が発現し、その間に塩辛《しおから》いものを食べると、塩分が体に溜《た》まっていく。そして血圧が上がる。糖尿病患者さんの約半分は高血圧だが、腸の貪欲さが原因になっているのかもしれない、と伊藤教授は考えているそうだ。

貪欲な腸によって体内で糖と塩分が余剰になると、血糖値と血圧が上がる。僕たちの体はそのようになっている。吸収した糖と塩分は、余剰分は尿に排出されるが、今度は腎臓でＳＧＬＴ２が発現して、糖と塩分をまた取り込んでしまう。

前述のように、糖尿病患者さんの尿には、糖が漏れ出ている。尿糖が多い人ほど、腎臓のＳＧＬＴ２の発現が高い。血糖値を上げたくないけれど、体が言うことを聞いてくれなくなるのだ。糖や塩分が尿に漏れ出ていると感じ取った腎臓がもう一度、糖と塩分を体に取り込もうとするが、その力がもっと強くなってしまう。だから伊藤教授は、腸と腎臓を貪欲な臓器と呼んでいるわけだ。

「ＳＧＬＴ２阻害薬によって、腎臓ががんばりすぎていて、そのために腎臓が疲れてしまい、腎臓を悪くしている原因であることがわかった。ＳＧＬＴ２阻害薬は、腎臓に『そんなにがんばらなくていいよ』と〝がんばりすぎ〟を止める薬だったのです。腎臓が良くなったエビデンスがあるので、そう言わざるを得ません」

ＳＧＬＴ２阻害薬によって、心臓の負担も軽減した。体に取り込まれる塩分の量が減り、間接的に心臓を休められるようになったからだ。また、血液の循環《じゅんかん》にかかわる心臓と腎臓はおたがいにコミュニケートしており、腎臓が良くなると、心臓もそれに応じて良くなるメカニズムもある（「心腎連関《しんじんれんかん》」）。

もはや糖尿病治療薬を超えた薬

超高齢社会を迎えるにあたり、現在、慢性腎臓病と心不全が重大な病気になることが指摘されている。慢性腎臓病は20歳以上の８人に１人が該当すると推計され、新たな国民病と問題視されている。

いっぽう、心不全の入院患者数は毎年１万人ずつ増加しており（国立循環器病研究センター）、糖尿病との併発が多い。心不全は、心臓から全身に血液を送り出すポンプ機能が低下して、血液の循環が滞《とどこお》る病気だ。疲労感・手足の冷え・息切れ・むくみなどが生じる。悪化すると、苦しくて動けなくなることもあり、命を縮《ちぢ》める。日本人の死因は現在、第1位がん、第2位心疾患《しんしつかん》（心臓病）だが、心疾患の約40％を占めるのが心不全だ。生命予後の観点では、がんの5年生存率が約70％に対して、心不全は約50％という。がんより悪いのだ。

この心不全の治療薬としてＳＧＬＴ２阻害薬が急浮上し、２０２０年11月、厚生労働省が健康保険での適応を承認した。従来の心不全を抑える薬は、簡単に言えば利尿剤だ。排尿をうながして、水分とともに余剰の塩分を排出する。これをＳＧＬＴ２阻害薬に変えると、より効率的に塩分濃度が下がる。つまり、ＳＧＬＴ２阻害薬ひとつで、糖と塩分の過剰摂取の問題が解消してしまったのだ。

また、メカニズムはよくわかっていないが、悪化している心臓機能を改善する作用もあるそうだ。一度心臓病を起こしたことがある糖尿病患者さんに、ＳＧＬＴ２阻害薬を投薬するだけで、死亡率が30％も減少したとの統計まである。ひとつの薬で、死亡率をそれほど減らすものはないらしい。

体に塩分が溜まると、心臓に負担がかかる。前述したように、糖と塩分は対になって動く。ＳＧＬＴ２阻害薬で糖が体に取り込まれなくなれば、塩分も溜まらない。だから、心不全になる人が少なくなり、死亡率が減少したのだ。

それだけではない。ＳＧＬＴ２阻害薬は、腎障害になる人を50％も減らしているそうだ。現在、糖尿病以外の原因で腎臓が悪い人に、ＳＧＬＴ２阻害薬を投与する臨床試験が行なわれており、実際に腎機能が改善されているという。

ただ、どうして改善するか、その理由はわかっていない。伊藤教授は「がんばりすぎた腎臓を休めてあげたからと考えられます」と推測する。驚いたことに、ＳＧＬＴ２阻害薬が登場するまで腎臓を良くする薬はなかったという。

「ＳＧＬＴ２阻害薬の開発者の１人が『この薬が糖尿病の薬とされることは不満だ。もっと作用が大きく、臓器を守る薬なのだ』と言っていますが、心不全に使えて腎臓が悪い人にも有効なのだから、それはある意味正しいと思います」

僕は、ＳＧＬＴ２阻害薬は画期的な発明だと思う。

最新研究

肥満と糖尿病の関係

すでに述べたように、肥満は糖尿病の一因になっている。では、なぜ太ると糖尿病になるのだろうか。肥満から糖尿病に至るプロセスを伊藤教授に聞いてみた。簡単に説明しよう。

食べすぎ・飲みすぎが常態化するなどして、摂取カロリーが消費カロリーを上回ると、余分なカロリーは脂肪として脂肪細胞に蓄積される。脂肪には、大きく分けて二つある。皮膚と筋肉の間に蓄えられる「皮下脂肪」と、皮下脂肪に蓄えることができず、胃や腸など臓器の周囲に付着する「内臓脂肪」だ。

これに応じて、肥満も「皮下脂肪型肥満（洋ナシ型）」と「内臓脂肪型肥満（リンゴ型）」の二つがある（図5）。

内臓脂肪の量が適切ならば、脂肪細胞から生理活性物質アディポネクチン（善玉物

図5　肥満の2タイプ

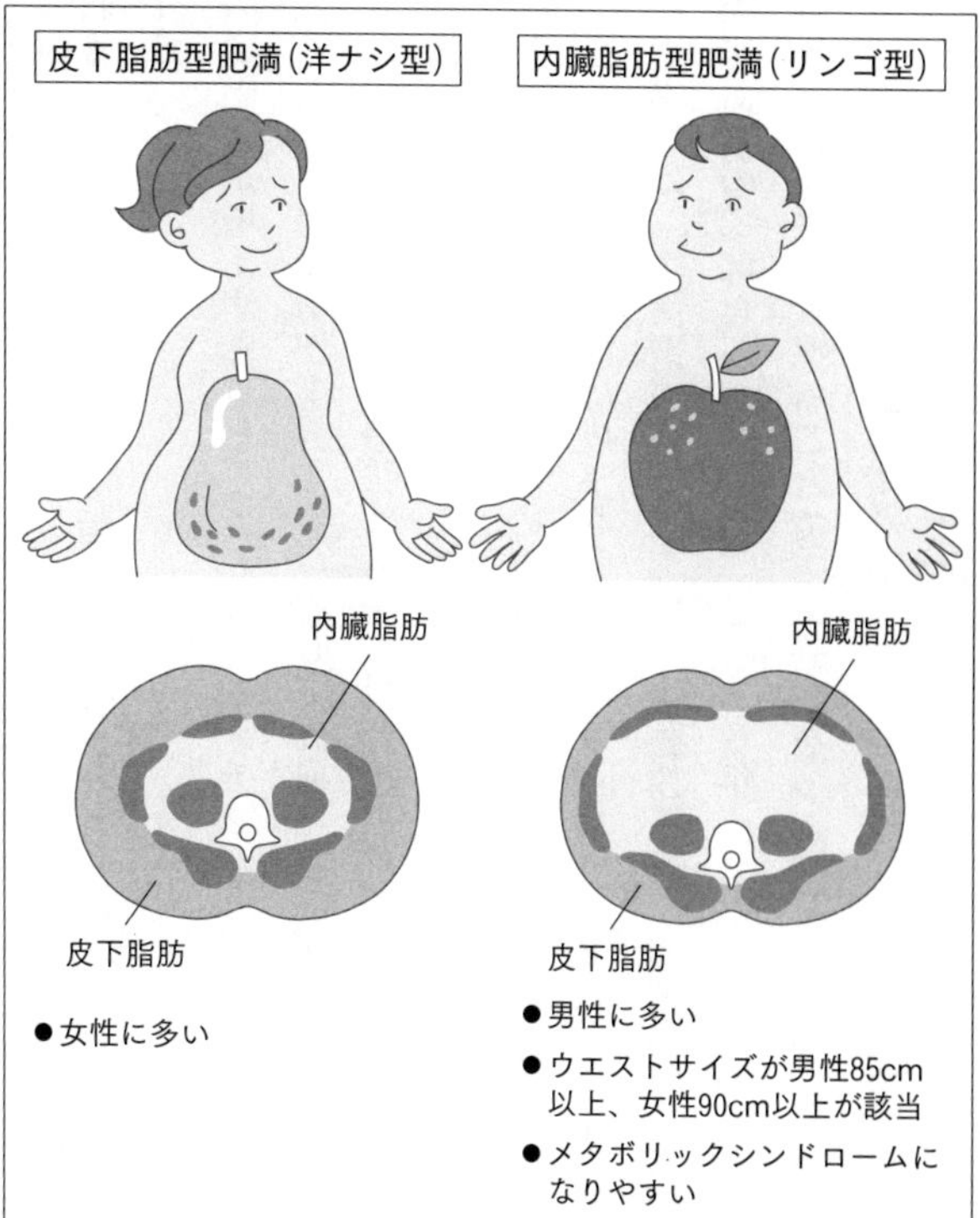
皮下脂肪型肥満(洋ナシ型)
内臓脂肪型肥満(リンゴ型)
内臓脂肪
皮下脂肪
内臓脂肪
皮下脂肪
●女性に多い
●男性に多い
●ウエストサイズが男性85cm以上、女性90cm以上が該当
●メタボリックシンドロームになりやすい

質）が分泌され、炎症を抑えたり、インスリンの働きを強めて血糖値を下げたりしてくれる。アディポネクチンは脂肪を燃焼させる作用もあり、「やせホルモン」とも呼ばれている。

内臓脂肪が増えすぎると、アディポネクチンの分泌量が低下してインスリンの効きが悪くなり、血糖値が上昇する。そして高血糖状態が慢性化して、糖尿病に至る。

また、蓄積された内臓脂肪は炎症を引き起こす。この炎症を鎮《しず》めるため、マクロファージ（体内に侵入した細菌など異物を捕食・消化する白血球の一種、言わば清掃係）などが集まってくるのだが、その過程で炎症が悪化してしまう。

ところが、この炎症は皮下脂肪では起こらない。実際、女性に多く見られる皮下脂肪型肥満では、生活習慣病は少ない。伊藤教授は、内臓脂肪で炎症が起こるのは腸に原因があるのではないかと考え、２０１６年、マウスを使った実験を行なった。

「生物はたくさん食べることで、栄養素を多く取り込むことができますが、同時に体に良くないものも入り込んでくる。マクロファージなど免疫細胞は、それらを排除するため攻撃するのですが、その過程で炎症が起こるのです。なお、腸は『腸管免疫《ちょうかんめんえき》』

と言うように、免疫システムがもっとも発達した臓器です」

実験では、マウスに2カ月間脂《あぶら》分の多いエサを与えて、内臓脂肪の変化を観察したところ、蓄積・炎症が起きる前に腸が縮んでいた。また、腸内細菌が多く存在する盲腸も小さくなっていた。腸内細菌が減って縮小したのである。

「脂っこいものやカロリーが高いものをたくさん食べると、腸が荒れて炎症を起こします。多種多様な腸内細菌のバランスが変わったり、有害な菌や物質から体を守るバリア機能が障害されたりするからです。われわれは、これを『肥満関連腸炎』と呼んでいます。メタボは内臓脂肪が溜まることから始まるとされていますが、この実験で、その一段階前に腸炎があることがわかりました」

伊藤教授によれば、内臓脂肪の炎症は、密着する腸の炎症の「もらい火（類焼）」だという。このもらい火が、さまざまな臓器に「飛び火（延焼）」する。たとえば、肝炎《かんえん》や飲酒習慣がなくても、肝臓に脂肪が大量に蓄積する脂肪肝《しぼうかん》が発症するのは、そのためだ。そして、生活習慣病を引き起こす。

超肥満の糖尿病患者さんには減量手術を施《ほどこ》す場合がある。減量手術とは、胃の一部を切除して小さくすることで食事量を減らしたり、小腸をショートカット（バイパス）することで栄養吸収を下げたりする手術だ。この手術をすると、圧倒的に病状が良くなり、寛解率が80％にもなるという。また、心疾患の死亡率が50％以上減少したという報告もある。塩分の吸収量が減少したことで、心不全が抑制されたからだ。

この手術の成果から、腸におけるＳＧＬＴ１の発現が低下すれば、腸の貪欲さが収まり、肥満にともなうさまざまな病気が改善することがわかったのである。すごい発見だ。

内臓脂肪が危険な理由

では、なぜ内臓脂肪の炎症が生活習慣病を引き起こすのだろうか。

皮下脂肪と内臓脂肪の違いから、その理由を探っていこう。内臓脂肪はそれぞれの脂肪細胞が肥大化して、内臓脂肪型肥満に至る。いっぽう、皮下脂肪の脂肪細胞は、内臓脂肪ほど肥大化しない。分裂によって細胞の数を増やして、皮下脂肪型肥満へと至る。

脂肪細胞からは、さまざまな生理活性物質アディポサイトカインが分泌される。そのひとつが前述の善玉物質アディポネクチンだが、大半は高血圧・高血糖・脂質異常症・糖尿病・動脈硬化の促進などをもたらす悪玉物質だ。その分泌量は、皮下脂肪のほうが内臓脂肪より少ない。ちなみに、伊藤教授は２０１１年、脂肪細胞が肥大化する過程で、引っ張られる力そのもので脂肪ホルモンの分泌がうながされることを明らかにしている。

脂肪細胞が分泌するアディポサイトカインは通常、善玉と悪玉のバランスが健康を害さないように制御されているが、皮下脂肪と内臓脂肪のバランスがくずれ、内臓脂肪が増加すると、悪玉のアディポサイトカインが増えてくる。

そして、内臓脂肪から分泌された悪玉物質は肝臓に流入すると、肝臓の代謝《たいしゃ》機能に害をおよぼして、他の臓器にも悪影響を与える。前述の「飛び火」である。これが、内臓脂肪の炎症が生活習慣病を引き起こしやすい理由だ。つまり、皮下脂肪はあまり気にすることはないが、内臓脂肪は気にすべきということだ。

なお、皮下脂肪の細胞数を減らすのは難しく、改善にはハードなカロリー制限と運動による脂肪の消費が求められる。いっぽう、内臓脂肪は運動などで簡単に細胞を小型化できる。そして、体重が減少すれば、善玉のアディポネクチンの分泌量は増加し、悪玉物質は減る。食事や運動など生活習慣の改善が重要であることがわかってもらえただろうか。

「いい肥満」と「悪い肥満」

図5（79ページ）のように、内臓脂肪型肥満は男性に多い。もちろん、女性にも内臓脂肪は認められるが、女性ホルモン（エストロゲンなど）の作用で蓄積が抑えられ、皮下に溜まる。ただ、閉経《へいけい》を迎えて女性ホルモンの分泌量が減少すると、内臓脂肪が増えてくる。ちなみに、男性にも女性ホルモンは分泌されているし、女性にも男性ホルモン（テストステロンなど）は分泌されている。

皮下脂肪には、体温を保つ・子宮や卵巣を外部の衝撃から保護するなどの役割がある。伊藤教授によれば、人類にとって食べ物が少なかった時代、女性は子どもを産み育てるために、エネルギー源として脂肪を皮下に蓄える必要があり、女性ホルモンはそのために発達したという。いっぽう男性は、女性ホルモンが少ないために皮下に蓄える力が弱く、脂肪の多くは内臓周辺に蓄えられてしまう。

「さらに、日本人は欧米人に比べて皮下の脂肪貯蔵能力が低く、過剰になった脂肪は貯蔵庫を求めて内臓周囲に向かいます。不思議なことに、同じように太っていても、病気にならない人が一定数います。日本と異なり、アメリカでは皮下脂肪型肥満が多いのですが、そのような人が20～30％の割合でいると言われています。これは今、『いい肥満』として注目されています」

「いい肥満」の定義は「内臓の病気にならないこと」。だから、一般的に皮下脂肪型肥満が多い女性の場合、それほど心配する必要はない。ただし、体重過多で膝《ひざ》や腰に負担をかけたり、足を骨折しやすくなったりする。では、男性に多い内臓脂肪型肥満、つまり「悪い肥満」はどうすればいいのか。

実は、すでに脂肪細胞を皮下脂肪として蓄える研究が始まっている。大阪大学大学院医学系研究科の奥野《おくの》陽亮《ようすけ》助教は2017年、実験で内臓脂肪型肥満のマウスを皮下脂肪型肥満に変えたのだ。具体的には、抗酸化酵素をたくさんつくる遺伝子改変マウスを作成したところ、皮下脂肪の貯蔵量が増えて、内臓脂肪が皮下脂肪に移ったという。抗酸化酵素には、活性酸素（39〜40ページ）による細胞の障害を抑制する作用がある。

「生物はカロリーを過剰に摂ると、それを蓄えるために、まずは皮下脂肪ががんばります。ところが、がんばっている時に、すごく疲れる脂肪細胞が出てくる。『たくさん蓄えろ』という指令に、ストレスを感じるのですね。これを『酸化ストレス』と言います。この酸化ストレスを消去する抗酸化酵素をたくさんつくるような、遺伝子の改変を行なったわけです。ですから、皮下脂肪に脂肪を蓄えやすくする、つまり『いい肥満』になるために重要なのは、酸化ストレスを抑制することです」

なるほど、具体的にどうすればいいのだろうか。

「おいしいものを楽しみながら食べるなど、リラックスして食事をすることです。また、適度な運動もいいですね。臨床現場でさまざまな患者さんを診ていると、女性ホルモンの威力を痛感します。男女問わず、肌つやの良い人は女性ホルモンの力が強いことが多い。逆に、肌のトラブルが多くなってきたら、危険信号かもしれません。女性ホルモンの力を引き出すには、異性へのときめき感を失わないことも大切かもしれません」

ここ10年で大きく変わった常識

「はたして糖尿病はどのような病気か。ここ10年、その本質が問い直されています」

伊藤教授によれば、糖尿病は21世紀に入ってから新発見が相次ぎ（後述）、そのことで、糖尿病の正体がわかっていなかったことに気づかされたという。今、糖尿病の本質を突き止める研究が始まっているそうだ。

「糖尿病の研究は、『食』という、生物の生存にとってもっとも基本的なことにかかわっています。それゆえ、われわれ人間の生物としての強靭《きょうじん》さ、また寿命など生命の根幹に迫れる可能性があります」

へぇー、糖尿病ってそんなに奥が深いんだ。伊藤教授に、人間の体の仕組みから説明してもらった。

生物にとってもっとも大事なことは、恒常性（38～39ページ）が保たれていることだ。僕たちの体には、睡眠と目覚《めざ》め、ホルモン分泌や体温変化、血圧・血糖の高低など、さまざまな生理機能が備わっており、24時間周期で繰り返し行なわれる。これを「概日《がいじつ》リズム」と言い、これがくずれると心と体に変調・不調を来《きた》す。

概日リズムは光や温度の変化がなくても機能するから、生物は体内に時計機構を持っていると考えられる。これが「体内時計」だ。

体内時計には、脳にある「親時計」と、全身の細胞にある「子時計」があり、自律神経やホルモンを通じて連動している。親時計は朝の光を感じることで、外界の時刻と一致させる。子時計は朝食で糖質とタンパク質を摂ることで、親時計と同調する。この二つの時計が同調すると、生理機能は一定のリズムを刻《きざ》み、各機能がもっとも働く時刻にピークが来るように整《ととの》える。

つまり、人間の体には太陽が昇ると血圧が上がり、朝食で血糖値を上げるリズムが備わっており、それによって体を目覚めさせ、活動態勢を取るわけだ。

親時計と子時計が連動しないと、心と体が活動についていけなくなる。いわゆる「ジェットラグ（時差ぼけ）」だ。これには、「光」の刺激より欠食の影響が大きいと言われている。「食」の刺激は、生理機能のリズムを変えてしまうのだ。

高血圧や高血糖は、糖尿病・がん・心臓病などの生活習慣病の引き金になっている。つまり、「食」はこれらの病気のほとんどにかかわっていることになる。なかでも、糖は体にとって栄養素の主役であり、その糖をうまく蓄えるようにわれわれの体はつくられている。そして、すべての臓器はその作業に協力するようにできている。

人間の体は、「食」の刺激によって、どのようなものがどういうかたちで体内に入ってきたか、それをどのようにして体に吸収するのかを感じ取る。これは、生物としての進化がもたらした仕組みと考えられている。つまり糖尿病は、人間が生物進化の過程で獲得してきた仕組みに障害が起きる病気なのである。

治療ターゲットの変遷

伊藤教授によれば、糖尿病治療は時代とともに大きく変わってきた。それは、治療ターゲット変遷の歴史だという（91ページの図6）。

紀元前16世紀の古代エジプトの古文書に、糖尿病と思われる記載がある。そこから長い間、糖尿病は治療法のない「死にゆく病《やまい》」とされてきた。それが「膵臓の病気」と認知されるようになったのは19世紀末のこと。ドイツの内科医オスカー・ミンコフスキーとヨーゼフ・メーリングは1889年、膵臓を摘出した犬が多尿になることに気づき、その尿に糖が含まれていることを発見。糖尿病と膵臓の関係を証明した。

1921年、カナダの整形外科医フレデリック・バンティングと医学生チャールズ・ベストがインスリンを発見した。翌年には、インスリンを投与する治療がはじめて行なわれた。1型糖尿病の患者さん（14歳の少年）が注射治療を受けたところ、劇的に改善したという。

インスリンを体内に投与するインスリン製剤（注射薬）が開発され、血糖値がすこし下げられるようになると、早期に命を落とす患者さんはいなくなった。それまで、高血糖の人は絶食療法をしなければ生きていけなかった。でなければ、さらに高血糖となり、やがて神経が侵《おか》されて昏睡状態におちいり、亡くなった。いかに、インスリンの発見が画期的だったかがわかる。実際、バンティングはノーベル生理学・医学賞を受賞している。

図6　糖尿病の研究・治療史

年代	糖尿病の正体	治療薬
紀元前～1800年代	「死にゆく病」	
1889年	「膵臓の病気」と認知	
1921年	インスリンの発見	インスリン製剤（注射薬）
1950年代		SU剤（経口薬）
1980年代	「血管の病気」説	
2009年	「腸の病気」説	DPP-4阻害薬（経口薬）
2010年		GLP-1受容体作動薬（注射薬） BlueStar（デジタル薬）
2014年	「腎臓の病気」説	SGLT2阻害薬（経口薬）
2020年		GLP-1受容体作動薬（経口薬）

インスリン製剤によって患者さんの命は延《の》びたが、それによって新たな問題も生まれた。三大合併症（60～61ページ）である。高血糖が継続することで細い血管に障害が起こり、合併症を引き起こすことになったのだ。

1980年代、インスリン製剤が改良され、さらに血糖が下げられるようになると、糖尿病網膜症で失明する人は少なくなり、糖尿病性腎症の人は透析をすれば生きられるようになった。患者さんの命がさらに延びたのだ。

当時、医学生（京都大学医学部）だった伊藤教授は、糖尿病は「血管の病気」と習ったという。

代わりに、メタボや肥満の患者さんが増加した。彼らは、血糖値はそれほど高くないが、高血圧・脂質異常などの特徴を持ち、心筋梗塞や脳梗塞などのリスクが高い。しかし、高血圧の抑制などの治療が進歩すると、それらの死亡率も徐々に低下していった。

こうした経緯から、血糖値を下げるだけでは糖尿病は治まらないことがわかってきた。

「1990年代に入ると、糖尿病患者さんに認知症が多いことが問題になります。まだ糖尿病は血管の病気と考えられていたため、高血糖状態が続けば、血管は傷ついたり詰まったりして脳出血や脳梗塞を起こす。その結果、血のめぐりが阻害されて脳血管性認知症になるとの理由づけがなされていました。

ところが、神経の病気であるアルツハイマー型認知症にも、糖尿病が関与すると言われ出したのです。発症の仕組みは今もわかっていませんが、アミロイドβ《ベータ》タンパク質が脳に蓄積されることと、インスリンが働かないことが関係していると言われています。また、筋肉量や筋力が低下すると認知機能が低下することも報告されています。その頃から、糖尿病に対する意識も変わってきます。糖尿病は、さまざまな臓器の代謝に『悪さ』をする病気ではないか、と考えられるようになったのです」

糖尿病患者さんは下肢《かし》の筋肉量の減少や筋力低下が起こりがちで、「サルコペニア（骨格筋量と骨格筋力の低下）」になりやすい。サルコペニアが進むと「フレイル（運動機能と認知機能の低下）」になる。これは、インスリンの効きが悪いと、筋細胞《きんさいぼう》の成長・増殖が妨《さまた》げられて筋肉量が減少するためだ。また、高血糖が特定のタンパク質に作用して、筋肉量を減らすこともわかっている。

三大合併症、なかでも足の痺《しび》れなどの糖尿病神経障害は、血管が劣化して起こる。ところが、サルコペニアやフレイルは筋肉の血管が悪くなって起こるのではない。つまり、糖尿病は「血管の病気」と言えない。

そして、糖尿病によって多くの臓器で代謝の低下が起こり、機能が減退することに注目が集まるようになった。

糖尿病は膵臓の病気ではない⁉

２００９年、糖尿病治療の常識を一変させる治療薬（経口薬）「ＤＰＰ‐４阻害薬」が登場する。伊藤教授は、革命的な治療薬だったと言う。その作用機序を説明しよう。

食事を摂ると、腸は食べ物が入ってきたことを感じ取り、インクレチンというホルモンを分泌する。インクレチンには小腸上部から分泌されるＧＩＰ（グルコース依存性インスリン分泌刺激ポリペプチド）と、小腸下部から分泌されるＧＬＰ‐１（グルカゴン様《よう》ペプチド‐１）の２種類がある。そのうちＧＬＰ‐１は、膵臓に働きかけてインスリンの分泌をうながしたり、脳に作用して食欲を抑制したり、脂肪細胞に働いて脂肪を燃焼させたりする。いずれも、糖尿病には良いことばかりだ。

ＧＬＰ‐１は、〝貪欲な臓器〟である腸と腎臓にある酵素ＤＰＰ‐４によって、分解されて活性が失われる。ＤＰＰ‐４阻害薬はＤＰＰ‐４の働きを抑えることで、ＧＬＰ‐１を長持ちさせて働きを強め、インスリンを増やして血糖を下げる。

「ＧＬＰ‐１の分解を抑制して、インスリン分泌を助けるという間接的作用ですから、最初はあまり期待されませんでした。ところが、血糖値を下げる効果が大きく、臨床現場では驚きの声が上がりました」

DPP-4阻害薬が登場するまで、糖尿病の治療薬は、インスリン製剤とSU剤（スルホニルウレア系インスリン分泌促進薬。経口薬）が主流だった。SU剤は、膵臓を刺激してインスリンの分泌を促進する薬だ。どちらも体重が増加したり、低血糖になったりするなどの副作用があった。

しかし、DPP-4阻害薬には副作用が少なく、安全に使用できて血糖値を下げるとして、日本の医療市場を席巻した。

「GLP-1が腸から分泌されることから、糖尿病は『膵臓の病気』でも『血管の病気』でもない、『腸の病気』ではないのかと考えられるようになったのです」

翌2010年には「GLP-1受容体作動薬」が登場する。これはGLP-1の類似物質（GLP-1だと体内ですぐに分解されてしまう）を注射する治療薬だ。GLP-1受容体作動薬は空腹時には働かず、食後、血糖値が高くなった時に働くため、低血糖を起こしにくい。さらに、最近開発された強力なGLP-1受容体作動薬は、体重も減少させることができる。また、心不全を減らす効果があることもわかってきたという。２０２０年には、ＧＬＰ－１受容体作動薬の経口薬も登場している。まさに日進月歩だ。

これらインクレチン関連薬は予想以上の治療効果を上げ、２０１０年は「インスリン維新」「糖尿病治療維新」とまで言われているそうだ。

糖尿病の正体に近づいた！

そして２０１４年、ＳＧＬＴ２阻害薬が登場する。ＳＧＬＴ２阻害薬は、前述のインクレチン関連薬を上回る大きな治療効果を上げただけではなく、糖尿病に対する考え方を変えたという。ＳＧＬＴ２阻害薬は腎臓に作用して、尿から糖の排出をうながして血糖値を下げる。ここから、糖尿病は「腎臓の病気」ではないのかと考えられるようになったのだ。

伊藤教授は、「これまで、糖尿病が悪化して腎臓が悪くなると、かえって糖尿病が良くなることが、よく観察されていました。しかし、その本当の理由はわかっていませんでした。しかし、糖尿病に対するSGLT2阻害薬の強力な作用から考えると、腎臓ががんばりすぎることが糖尿病の原因であり、腎臓ががんばれなくなるともはや糖尿病は進行しない、むしろ原因がなくなり治ってくるのではないか、と考えています」と言う。

「人間の体は、睡眠中に低血糖になって命を落とさないように糖をつくっています。これは『糖新生《とうしんせい》』と言って、一部は腎臓でも行なわれますが、主に肝臓で行なわれています。腎臓での糖新生の意味は、あまり注目されてきませんでした。しかし、これまでのいくつかの研究や私たちの実験から、実は、腎臓は食事をして血糖が上昇した時のほうが、たくさんの糖をつくることがわかりました。これには驚きました。高血糖になるとSGLT2の発現が上がりますが、食事で糖が入ってくることが刺激になって、さらに糖をつくることが行なわれていたのです。実際、糖尿病患者さんのほうが、腎臓による糖新生は高いことがわかっています」

なぜ、腎臓が糖をつくるのかについて、伊藤教授は「糖をつくりたいわけではなく、アンモニアをつくるために糖が必要なのではないか」と考えている。アンモニアは人体に有害だが、腎臓は体をアルカリ性にする役割があり、ある程度のアンモニアは必要らしい。

「どのような合目的性があるのかわかりませんが、糖が周囲にあればあるほど、腎臓が糖をつくるのは確かです。がんばりすぎる腎臓があるから、糖尿病になることは想像できますが、糖尿病という病気のなかで、どのような役割があるのかは、まだ明らかになっていません」

それでも、糖尿病の要因に「腎臓がからんでいることはまちがいない」と、伊藤教授は断言する。

糖尿病は、膵臓における血糖値を下げるインスリンの分泌量がもともと少ない、あるいは肥満の結果インスリンの効きが悪くなることで、たくさんのインスリンを分泌する必要があるのに、それに見合うだけのインスリンを分泌できないため、血糖値が上がって起こる。すなわち、膵臓の病気——が世間の常識だった。ところが、糖尿病発症の源流は腸の炎症にあり、さらに腎臓もからんでいるという伊藤教授の話は、僕にはまったく想定外で実に刺激的だった。

デジタル治療

CGMの登場

糖尿病患者さんにとっての大きな課題、それは血糖コントロールだ。第2章で見たように、糖尿病で何よりも怖いのが合併症であり、合併症を防ぐには血糖コントロールが欠かせない。しかし、日々の血糖の上がり下がりや変動幅など血糖トレンドを知るのは簡単ではない。

2015年、革命的な医療機器が発売された。持続血糖測定器の「CGM（持続グルコースモニタリング）」だ。

従来、インスリン治療を受けている糖尿病患者さんは1日に数回、指先に針を刺して（「穿刺《せんし》」と言う）、血糖自己測定を行なっていた。これに対して、CGMは皮下に刺した細いセンサーによって、1日の血糖変動を知ることができる。

CGMには、医療機関で使われる「プロフェッショナルCGM」と、患者さんが使う「パーソナルＣＧＭ」の２種類がある。プロフェッショナルＣＧＭは１週間の記録をコンピュータで読み取るもので、リアルタイムにモニターできない。いっぽうパーソナルＣＧＭは、患者さんがリアルタイムに血糖トレンドを見ながら生活することができる。そのため、「リアルタイムＣＧＭ」とも呼ばれている。

血糖値は常に画面表示されており、低血糖や高血糖になると、アラート（電子音）で教えてくれる。測定回数が格段に多くなったことで、血糖トレンドがわかるようになったのだ。

伊藤教授は「糖尿病患者さんにとって、合併症を防ぐために、血糖値の変動を知ることはとても重要です。その意味で、ＣＧＭは画期的だった」と言う。

血糖値スパイク（54～55ページ）という病態は、ＣＧＭができたことでわかったそうだ。また、リアルタイムで血糖値がわかると、血糖値を上げる食べ物がわかる。たとえば、「ラーメンを食べたら、血糖値が２５０に上がった。ラーメンはやめておこう」など、患者さんの行動変容のモチベーションになるだろう。

第２章で触れた１型糖尿病は突然、膵臓でインスリンがつくられなくなる病態だ。

インスリンを分泌するβ細胞が、主に自己免疫により破壊されて分泌できなくなるため、インスリンの補充が必要になる。１９８０年代には、インスリン製剤を持続的に補充するインスリンポンプ療法が行なわれていた。

ＣＧＭが登場すると、インスリンを持続的に注入するコンピュータ制御の小型インスリンポンプを用いる「ＳＡＰ療法」が行なわれるようになった（写真１）。糖濃度がモニターに表示されるから、患者さん自身がインスリン注入量を調節できる。伊藤教授は、「１型糖尿病の患者さんにも、この機器は革命的だった」と称賛する。

写真1　インスリンポンプ一体型リアルタイムCGM

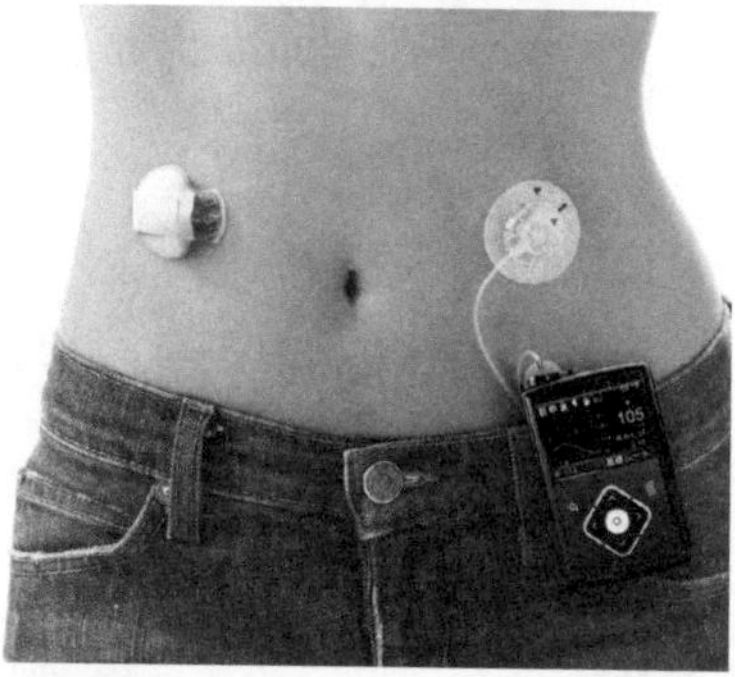

腹部に刺したセンサー（写真左）が糖濃度を測定し、モニター（右下）にリアルタイムで表示する。必要に応じて、細い管（右上）からインスリンが注入される。

（写真提供／日本メドトロニック株式会社）

２０１７年、「ＦＧＭ（フラッシュグルコースモニタリング）」が発売された。上腕後部に５００円玉大サイズのセンサーを貼付《ちょうふ》するだけで、連続して最長14日間の血糖変動を測定・記録する。無痛かつ測定中でも入浴は可能だというから、かなり楽になった。ただしアラート機能はない。

デジタル薬

２０１０年、アメリカのウェルドック社がＦＤＡ（アメリカ食品医薬品局）から糖尿病治療用アプリ「BlueStar（ブルースター）」の承認を得たことで、日本でも注目されるようになったのが「ＤＴｘ（デジタルセラピューティクス）」だ。ＤＴｘは「デジタル治療」とも呼ばれ、科学的根拠にもとづくソフトウェアを使った治療手段のことだ。

そのひとつに、デジタル機器で患者さんの意識や生活習慣を変え、病気の治療をしていく「デジタル薬（治療用アプリ）」がある。医薬品と比べて開発費が安く、副作用のリスクが低いことから、現在、新たな治療ツールとして脚光を浴びている。

２０２０年8月、日本のスタートアップ企業Save Medical（セーブメディカル）は、大日本住友製薬と糖尿病管理指導用アプリの共同開発契約を結び、２０２２年度中の

ＰＭＤＡ（医薬品医療機器総合機構）の承認取得を目指すことを発表した。

具体的にどのようなものか、セーブメディカルの浅野《あさの》正《しょう》太郎《たろう》代表取締役社長に話をうかがった。

「私たちが開発を進めているアプリは、患者さんが食事・運動・服薬・体重・血糖値・血圧などを入力すると、その内容に応じてメッセージが表示され、行動変容をうながして治療効果を得るものです。これは通常の治療薬と同様に医師が『処方』し、健康保険が適用されることを目指しています」

糖尿病治療の場合、日々の生活習慣がきわめて重要だが、医師にはなかなか見えない。乱れた生活習慣をしたり、服薬を忘れたりしたことを医師から咎《とが》められることを恐れて、実態を正しく伝えてくれない患者さんもいるという。

しかし、このアプリは1～3カ月分の数値を記録できるというから、それまで患者さんを通して聞き取っていた情報を、短時間かつ正確に把握することができる。また、服薬の乱れ、たとえば昼食後の服薬ができていないことがわかれば、朝夜のみの薬に替えることを提案できる。

「患者さんだけでなく医師にも気づきをうながし、医師とのコミュニケーションのスピードを上げたり、密《みつ》にしたりすることができるのです」と淺野社長は言う。

患者さんにしても、自分が食べたものを写真に撮って見てみると、たとえば脂っこいものやカレー、ラーメンなど「茶色いものばかりだ」とすぐにわかる。これは行動変容を起こしやすい。

具体的な使用方法も聞いてみた。

「診断を受けた患者さんは、医師から『処方コード』が発行されます。それを自分のスマホにダウンロードし、食事・体重・血糖値などを入力します。患者さんの手間を減らすため、テキスト入力は極力少なくしています。入力された数値は、日本糖尿病学会の『糖尿病診療ガイドライン』に沿って複数の医師の監修のもと構築したアルゴリズムで、解析を行ないます。そして、エビデンスにもとづくガイダンスや心理的ケアが、患者さんに配信されます」

医療ベンチャーが変える未来

浅野社長によれば、デジタル薬はアメリカが日本より10年先行しているという。アメリカでは２０１０年にウェルドック社が糖尿病治療用アプリの承認を得てからは、薬物依存や小児ＡＤＨＤ（注意欠如・多動性障害）などのデジタル薬が次々に実用化している。いっぽう、日本では２０２０年８月、ようやくニコチン依存症治療用アプリが国内初の承認を得た。

２０１０年は、オバマ大統領によって「医療保険制度改革法（正式名称・患者保護並びに医療費負担適正化法、通称・オバマケア」が制定された年だ。今でもそうだが、この頃のアメリカも、国民の多くは民間の医療保険に加入していた。ただ、医療費高騰と保険料高額化を受けて、無保険者が増え、満足な医療を受けられない人も少なくなかった。

そうしたなか、国民に均質な医療を適切に提供できることを目的としてオバマケアが制定され、予算を圧縮するためにＩＴ化がはかられた。「デジタルヘルス（デジタル技術をベースに健康・医療の向上をはかること）」が叫ばれるようになったのも、この頃からだ。このような背景のもとでデジタル薬は生まれ、今日に至っている。

淺野社長はこの時期、リクルートの社員としてサンフランシスコに駐在していた。ベンチャーキャピタル現地法人の立ち上げと投資先の選別を命じられたのだ。

淺野社長によれば、当時のシリコンバレー（サンフランシスコ・ベイエリア南部）は刺激的だったという。医師がコンピュータのエンジニアになって行政で働いていたり、韓国から来てニューヨークでミュージカルをつくり、その後ヘルスケアの会社を立ち上げた人もいたりしたそうだ。

「傍《はた》からは、無茶苦茶な人生設計に思えるんですけど（笑）、当人は理に適《かな》ったキャリアパスと考えていて、実際、成功もしている。そんな彼らを見たあとに日本に帰ってくると、社会が蛸壺化《たこつぼか》しているように感じたんです。医師はずっと医師だし、大企業に勤めた友人は辞めることなど考えられないと言う」

医療ベンチャーの経営者には医師など理系出身者が多いが、淺野社長は文系（一橋大学法学部）出身だ。どうして、この分野を選んだのかを聞いてみた。

「アメリカでデジタルヘルスの隆盛を目《ま》の当たりにして、ＩＴが健康など人間の深いところまでかかわり始めたことに衝撃を受けました。そして、自分もそれにかかわりたくなり、起業を決意しました」

そしてリクルートを退社後、日本医療機器開発機構の事業開発ディレクターを経て、2018年5月、医師らとともにSave Medicalを創業した。

ヨーロッパ最大の経営戦略コンサルティング会社ローランド・ベルガーは、2024年にはデジタル薬の世界の市場規模は2018年の60倍、1200億ドル（約12・6兆円）に拡大すると予測している（「日本経済新聞」電子版2020年10月19日）。しかし、淺野社長は冷静に遠望する。

「デジタル薬のアプリはたくさんありますが、玉石混交《ぎょくせきこんこう》です。サプリメント同様、個人差もあり、効果があるものもあれば、乏しいものもある。それらは不況の局面に入ると、厳しく精査されるでしょう。最終的に残るのは、目に見えて数字で測《はか》れるもの、健康効果がきちんとわかるものでしょう。私たちは、そのようなしっかりとしたものを提供することをお約束します」

日本の高齢化は今後ますます進むだろう。高齢化が進むということは、生活習慣病になる人が増えるということでもあり、生活習慣病の治療には、患者さん自身の行動変容が不可欠である。この行動変容にきわめて有効なのが、デジタル薬だ。Save Medicalをはじめとする企業が、糖尿病治療を画期的に変えるデジタル薬を開発することを楽しみに待ちたい。

次章では、いよいよ糖尿病や糖尿病予備群にならないための予防法を紹介する。いずれも医師によるエビデンスのしっかりしたもので、すぐに始められるものばかりだ。

第4章

すぐできる!
予防法

食事編

ポイントは「あぶら」の種類

「糖尿病治療の根幹は食事と運動です。これは予防も同様です。ですから、糖尿病が疑われる人・糖尿病の診断を受けた人には、まず食事・運動など生活習慣の改善の必要性を説明します。必要に応じて薬物療法も提案しますが、食事と運動を見直すことで、治療目標を達成される方も少なくありません」

こう語るのは、岐阜大学大学院医学系研究科の矢部《やべ》大介《だいすけ》教授。専門は、糖尿病に代表される生活習慣病の食事療法と、その教育だ。

「見直しの指標は、体重と腹囲（お腹周り）です。日本人は、欧米人と比べてインスリンを作る力が弱いため、過食や運動不足によって体脂肪、特にインスリンの働きを弱める内臓脂肪がわずかに増えるだけで糖尿病を発症してしまいます。内臓脂肪の量は腹囲と密接な関係にありますから、体重と腹囲を指標として、食事の改善に取り組んでいただきたいと思います」

体重を減らし、お腹周りを縮める――。これは僕も常々《つねづね》気にしているが、なかなかうまくいかないんだよなぁ。すると矢部教授は「食事療法は難しいと思われがちですが、いくつかのポイントを押さえて、できることから挑戦してください」と言う。

ポイントは「肉の脂《あぶら》の過剰摂取」「食べる順番」「食事の適量」だという。

第1のポイント「肉の脂の過剰摂取」から見ていこう。戦後、日本人の糖尿病の有病率は激増し、その傾向は現在も続いている。大きな原因は、日本人の食生活の変化（欧米化）で、量より質に問題があるという。もともと日本人の食事は米など炭水化物（食物繊維を含む糖質）を主としていて、1965年には総エネルギー（カロリー）摂取量の約72％を占めていた。しかし現在、40代以下では40～50％に減っている。代わりに増えたのが脂質だ。約20％だったものが、30％を超えようとしている。

「糖尿病患者さんは、脂質の総摂取量、特に動物性脂質の摂取量が多いことが指摘されてきました。脂質の総摂取量と糖尿病発症リスクの関係は、現在も議論が定まっていません。しかし多くの研究で、肉に多く含まれる飽和脂肪酸《ほうわしぼうさん》の摂取が糖尿病のリスクを高め、魚に含まれる多価不飽和《たかふほうわ》脂肪酸は同リスクを抑制するとされています。ですから、脂質の量ではなく、質に注目する必要があります」

ここで、「あぶら（油脂《ゆし》）」について、ごく簡単に説明しておこう。あぶらは、常温で固体の「脂」、液体の「油」に分かれる。いっぽう、生物の細胞など体を作る基《もと》になったり、エネルギー源となったりするのが、「脂質」「炭水化物」「タンパク質」の三大栄養素だ。このうちのひとつ、脂質の主要構成要素となっているのが「脂肪酸」であり、脂肪酸は常温で固体の「飽和脂肪酸」と、常温では液体の「不飽和脂肪酸」に分かれる（図7）。

飽和脂肪酸は、牛脂《ぎゅうし》（ヘット）・豚脂《とんし》（ラード）・バターなど動物性脂肪に多く含まれている。摂りすぎると、肥満のもとになる中性脂肪が多くなるだけでなく、コレステロールが増加して、心筋梗塞など心疾患のリスクを高める。逆に少なすぎると、脳卒中のリスクが高まる。

いっぽう不飽和脂肪酸は、体内で合成できる一価《いっか》不飽和脂肪酸と合成できない多価不飽和脂肪酸に分かれる。多価不飽和脂肪酸は、イワシ・サバなど青魚やオリーブオ

図7 あぶら(油脂)の種類

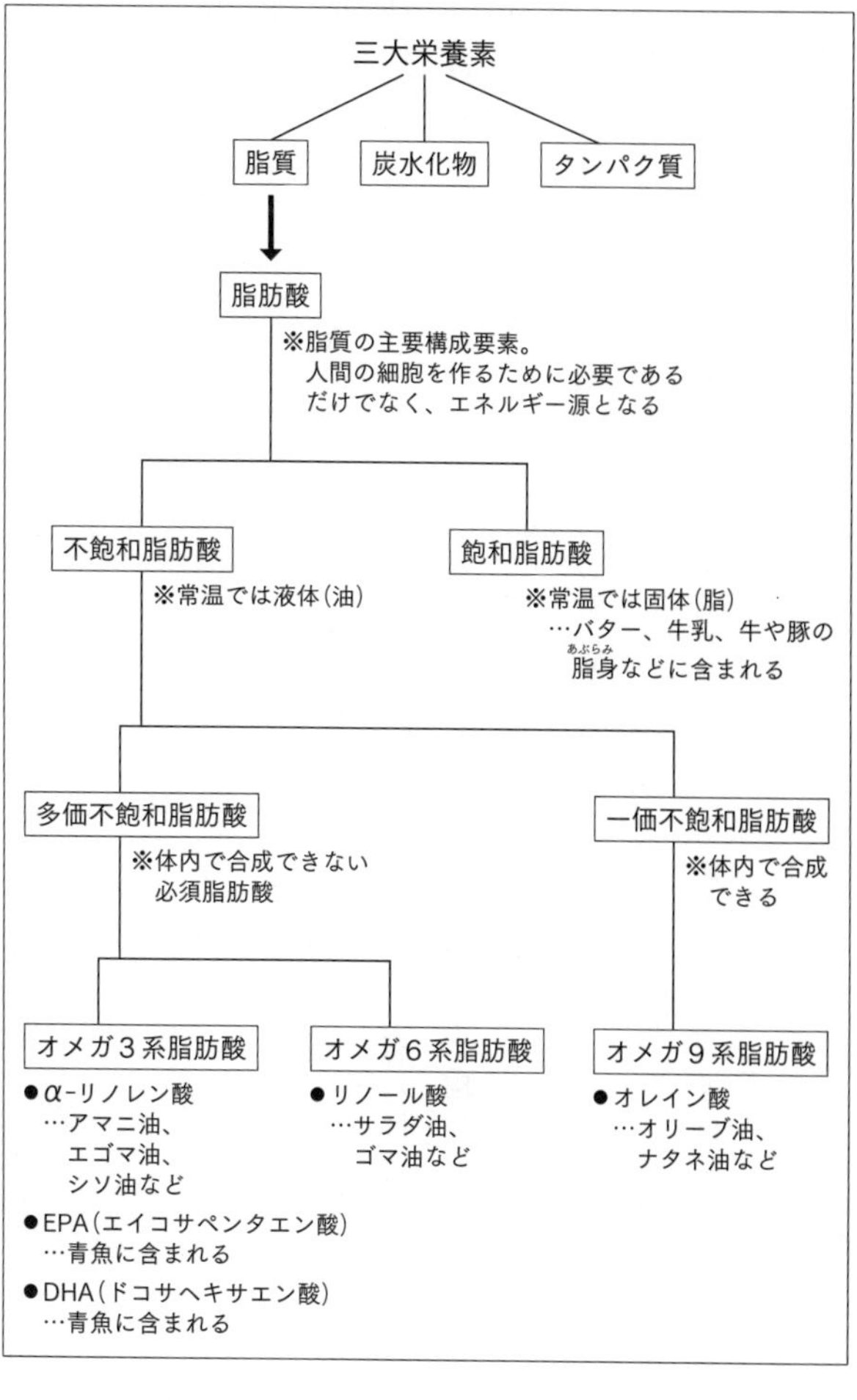
三大栄養素
脂質
炭水化物
タンパク質
脂肪酸
※脂質の主要構成要素。
人間の細胞を作るために必要である
だけでなく、エネルギー源となる
不飽和脂肪酸
※常温では液体(油)
飽和脂肪酸
※常温では固体(脂)
…バター、牛乳、牛や豚の
脂身《あぶらみ》などに含まれる
多価不飽和脂肪酸
※体内で合成できない
必須脂肪酸
一価不飽和脂肪酸
※体内で合成
できる
オメガ3系脂肪酸
●α-リノレン酸
…アマニ油、
エゴマ油、
シソ油など
●EPA(エイコサペンタエン酸)
…青魚に含まれる
●DHA(ドコサヘキサエン酸)
…青魚に含まれる
オメガ6系脂肪酸
●リノール酸
…サラダ油、
ゴマ油など
オメガ9系脂肪酸
●オレイン酸
…オリーブ油、
ナタネ油など

イルなどの植物性脂肪に多く含まれている。心筋梗塞など心疾患のリスクの低下が示《し》唆《さ》されてきたが、議論は定まっていない。

ベジファーストの正しい知識

第2のポイント「食べる順番」を見てみよう。

糖尿病患者さんは、食後の血糖上昇が心筋梗塞など心疾患のリスクを上昇させる可能性が懸念されてきた。このような背景から近年、食後の血糖上昇を抑える食べ方として、最初に野菜から食べ、次に脂質やタンパク質を含むおかずを摂り、最後に糖質のおかずや主食（ご飯・パン・麺類《めんるい》など）を食べる、いわゆる「ベジファースト」が注目されてきた。ベジとは、ベジタブル（野菜）のことだ。

詳しい仕組みは十分にわかっていないが、野菜に豊富に含まれている食物繊維を先に食べると、小腸での糖の吸収が抑えられるため、食後の血糖上昇が抑えられると考えられている。

しかし矢部教授は、この定説に「注意が必要です」と言う。食物繊維の血糖抑制効果を検証するために、キャベツを摂ったあとにご飯を食べる実験をしたところ、かなりの量を食べないと、その効果が出ないことがわかったのだ。被験者からは、「僕ら、ウサギじゃないんですから」と怒られたそうだ。

「ベジファースト効果の発信元になった論文では、サラダにオリーブオイルのドレッシングが使われています。オリーブオイルは胃の運動をゆるやかにして、血糖を上げにくくすることが報告されています。ですから、ベジファースト効果が食物繊維だけによるものというのは早計だと思います」

オリーブオイルが強い抗酸化力を持ち、免疫力を活性化したり、脂肪細胞の増加を抑えたり、美容効果があったりすることは知っていたけれど、ベジファースト効果に関与していたとは知らなかったなあ。

矢部教授によると、糖質の前にオリーブオイルを摂取することで、胃の動きをゆるやかにして急激な血糖上昇を防ぐ作用とともに、小腸でインクレチン（94ページ）を増やすため、空腹感を抑える作用も期待できるそうだ。

生野菜サラダや温野菜にオリーブオイルを合わせる地中海式食事が、和食とともに健康食に数えられる理由のひとつが、オリーブオイルの効果にあったのだ。では、オリーブオイルと同じように血糖値を上げない・食欲を抑える・体重を減らす効果を持つ油脂はあるのだろうか。

「現在、実験動物を用いて検討を続けていますが、オリーブオイルの効果がもっとも大きいようです。多価不飽和脂肪酸のEPA（エイコサペンタエン酸）、DHA（ドコサヘキサエン酸）を多く含む魚油《ぎょゆ》なども試していますが、胃の動きやインクレチンに対する効果はあまり大きくありませんでした」

健康に良いことはすぐに実践！「よっしゃっオリーブオイルだ」と意気込む僕に、矢部教授は「くれぐれも摂りすぎないように」と釘《くぎ》を刺した。確かに、オリーブオイルが健康効果に優れていると言っても、油脂は油脂。摂りすぎは、カロリーオーバーの元凶になる。食用油の1日の摂取量は、大さじ2杯までだ。

糖質5分あとまわしダイエット

食後の血糖上昇を抑える食べ方は、会席料理を例にするとわかりやすい。最初に野菜のおひたしや酢《す》の物《もの》が出され、次に刺身・焼き魚が供《きょう》される。そして、豆腐などの良質なタンパク質、脂質を含んだ料理が順次並び、最後にご飯・水菓子などの糖質となる。

第2章で述べたように、日本人はもともと血糖値を下げるインスリンを分泌する能力が低く、欧米人の半分から3分の2しかない。だからなのだろう、知らず知らずのうちにこうした食べ方になったのかもしれない。矢部教授は「長年の経験にもとづいた創意工夫であり、日本人の知恵でしょう」と話す。とはいえ毎日、会席料理を食べに行くわけにはいかないしなあ。日々、実践できるものはありませんか。

矢部教授がすすめるのが「糖質5分あとまわしダイエット」だ。これは、野菜に加えて、魚・肉などタンパク質や脂質を含むおかずを食べ始めて5分以上経ってから、糖質のご飯を食べるというものだ（119ページの図8）。

腸は食べ物が入ってくると、インクレチンを分泌する。インクレチンは膵臓に働きかけて、インスリンの分泌をうながす。インクレチンにはGLP-1とGIPの2種類があることは前章で説明したが、このうちGLP-1は、胃の動きをゆるやかにしたり食欲を抑える作用がある。さらに、体重を減らす効果も期待できることが報告されている。

矢部教授の研究では、魚・肉などのおかずを先に食べた場合、ご飯など糖質を先に食べた場合に比べて、食べ物が胃から小腸へ移動する時間が2倍以上遅れたという。これによって、血糖値の急激な上昇は抑えられる。実際、血糖値の改善や体重減につながることが示されている。

ただし、「糖質5分あとまわしダイエット」にも注意点がある。糖質の前に食べるおかずに飽和脂肪酸が多く含まれる場合、GIPが多くなる。GIPは、飽和脂肪酸を多く含む食事を習慣的に摂取している人では体脂肪を増やし、糖尿病を悪化させる可能性があるのだ。

「ですから、おかずは肉より魚を多めにしてほしい。野菜をしっかり摂るとともに、魚をご飯より先に食べることが大切です。野菜と魚を組み合わせれば、より大きな効果が期待できます。健康な人だと糖尿病の予防にもなるし、糖尿病患者さんなら重症化を防ぐことができます。患者さんからは『魚ならフライでもいいですか』と聞かれ

図8　糖質5分あとまわしダイエット

最初に食べる食材

（食物繊維が豊富なもの）
…野菜、きのこ、海藻、こんにゃくなど

↓

次に食べる食材

（タンパク質が豊富なもの。すべて食べきらなくてもよい）
…魚、肉（卵、納豆、豆腐で代用可）など

↓

５分後〜最後に食べる食材

（糖質を含むもの）
…ご飯、パン、麺類、かぼちゃ、いも、大豆以外の豆、果物など

ますが、揚げ油の多くは飽和脂肪酸が使われているので、良くはありません。しかも、衣《ころも》に使われる小麦粉やパン粉は糖質ですからね」

ベジファーストの効果は野菜のあとの魚の摂取が鍵を握っている、と教授は指摘する。ただ魚料理は手間がかかるし、毎日だと飽《あ》きるかもしれない。

「しらすなどの小魚でもいいでしょうし、魚抜きでも卵や納豆でも代用できます。含まれる脂《あぶら》の種類に注意して選んでもらえればよいと思います」

糖質5分あとまわしダイエットが実践しやすいことは、会席料理に比べて糖質摂取の

〝我慢《がまん》〟が5分とゆるやかなことからもわかる。
「よく『おかずを全部食べ切ったあとにご飯だけを食べるのか』と聞かれます。そうではなく、最初の5分間に糖質を多く含むものを控えることが目的で、その後はまんべんなく食べていただいてかまいません。糖質摂取までに必要な時間間隔も検討しており、おおむね5分間待てばよいこともわかっています」

外食でも刺身・焼き魚など和定食なら、この食べ方を実践できるだろう。逆に、丼物《どんぶりもの》・一皿《ひとさら》盛《も》り・麺類が太りやすいと言われているのは、この食べ方ができないことが一因かもしれない。

糖質制限ダイエットは要注意

糖質に留意する食べ方として、ご飯・パン・麺類・菓子などを控える「糖質制限ダイエット」が広く知られているが、これもおすすめなのだろうか。
「確かに、糖質制限により、短期的に血糖値の改善や体重減少となった研究報告がいくつかあります。日本でも、2型糖尿病患者さんにおいて6カ月間の糖質制限（1日

１３０ｇ）の効果が検証され、体重や血糖値の改善を認めました。

ただし、多くの研究において糖質制限群では、総エネルギー摂取量も低下しており、糖質制限の効果なのか、エネルギー制限の効果なのか明確ではありません。総エネルギー摂取量を同等として、糖質制限の効果を検討したメタ解析（複数の臨床研究データを収集・統合して分析すること）では、血糖や体重に違いはありませんでした。

もちろん、それぞれの研究で制限する糖質の量や観察期間がまちまちなため、慎重な解釈が必要ですが、総エネルギー摂取量を制限せずに糖質のみを制限することは、現時点で、長期的な安全性や遵守《じゅんしゅ》のしやすさなど、食事療法としての重要な点を担保するエビデンスも不足しているため、推奨されていません」

昔から糖質制限が良いのか、脂質制限が良いのかという議論が繰り返されてきた。それらの研究を比べると、糖質制限は継続率が低いらしい。

「人間が生理的に脳を働かすには、糖が必要ということなのかもしれません。また、必要な量の糖を摂りたいという条件反射なのではないかとも思います」

人間の脳は、基本的に糖でしか円滑に働かすことができない。血液中の赤血球も、糖によって栄養を得て機能する。こうした生体活動には、少なくとも1日１００ｇの糖が必要だ。これは、茶碗小盛り3杯分に相当する。

矢部教授によると、アメリカの疫学《えきがく》調査では、炭水化物（糖質）摂取比率50〜55％の死亡リスクがもっとも低いという。たとえば1日の総エネルギー摂取量を２０００kcalとすると、糖質摂取比率55％のエネルギー量は１１００kcalになる。糖質1ｇは4kcalだから２７５ｇ、ご飯の量に換算すると茶碗中盛りで5杯分になる。

また、厚生労働省「日本人の食事摂取基準２０２０」には、炭水化物の摂取比率は50〜65％が望ましいとある。

これらの観点から、矢部教授は「極端な糖質制限はおすすめできない」と言う。

ただ、今の日本人は糖質過多の傾向にある。主食のご飯の量は減っているが、麺類・スイーツ類・清涼飲料水（緑茶やウーロン茶などを除く）などで糖質を過剰に摂っている。糖をすこし控えること（ローカーボ）は重要で、食べすぎない程度にするだけで、血糖も体重も十分にコントロールできるのはまちがいないそうだ。

「栄養素の摂取比率は、個人の嗜好性《しこうせい》や地域の食文化を反映しています。食事療法を続けてもらうには、個々の食習慣を尊重しながら柔軟な対応も必要です。合併症の状況などを確認して、医学的に問題がなければ、食を楽しむことを忘れないようにしましょう」

その人に合わせた「程度」が大事なのだ。

目指すは「一汁三菜」

糖尿病増加の背景に、欧米の食文化の影響で肉の脂の過剰摂取があるなら、元の糖質の多い食事に戻せばいいのではないかと思うのだが、どうだろうか。

「日本人の体質を踏まえて、食事を考える必要があります。たとえば沖縄県は、糖尿病の都道府県別死亡率において1970年代は1位、つまり糖尿病で亡くなる人の割合（10万人あたりの死亡数）がもっとも低かった。しかし21世紀に入ると急落し、2018年には19位になっています（125ページの図9）。これは、動物性脂質を多く摂る米軍基地を介した、食文化の変化が大きいかもしれません。

だからといって、単純に糖質を増やせばいいというわけではありません。日本人はインスリンを作る力が弱いために食後血糖が上昇しやすいわけですから、会席料理の食べ方のように、日本人の体質に合った食事の摂り方の重要性を改めて認識する必要があります」

矢部教授が、日本人の体質に合った理想的な食事として挙げるのが「一汁三菜《いちじゆうさんさい》」だ。これは主食・汁物《しるもの》・三菜を組み合わせた献立で、昔からの和食の基本形だ。

主食はエネルギー源である炭水化物を補給するもので、ご飯のこと。汁物は水分を補給するもので、基本は味噌汁となる。三菜すなわちおかずは、主菜《しゆさい》1品と副菜《ふくさい》2品で構成される。主菜はタンパク質や脂質を含む魚・肉・卵・大豆製品などで、副菜はビタミン・ミネラル・食物繊維が豊富な野菜・豆・きのこ・海藻《かいそう》となる。

「一汁三菜の和食はうまくできていて、必要な栄養素とカロリーが自然とバランス良く摂れるようになっています。食べすぎになることもないですし、前述のように、食後高血糖も抑えます」

分量はどれくらいかを聞いたところ、ご飯なら茶碗に軽く1杯（150g）。魚は切り身1切れか中1尾、スーパーに並ぶ1パックだと80〜100gになる。肉も同

図9　糖尿病の死亡率ランキング（都道府県別）

全国平均　11.4人

※人口10万人あたりの死亡数

順位	都道府県	死亡率
1	神奈川	7.8
2	愛知	7.9
3	東京	8.8
4	京都	9.0
5	岐阜 滋賀	9.9
7	宮城	10.1
8	埼玉	10.3
9	大阪	10.7
10	長崎 福岡	10.8
12	兵庫	10.9
13	岡山	11.2
14	広島 山形	11.5
16	千葉	11.6
17	山口	11.7
18	佐賀	11.8
19	沖縄 三重 石川 長野 奈良	11.9
24	熊本	12.3
25	福井	12.7
26	群馬 和歌山	12.9
28	栃木	13.2
29	茨城 新潟	13.3
31	鹿児島	13.8
32	大分	13.9
33	宮崎	14.2
34	愛媛 山梨 北海道	14.4
37	静岡 富山	14.7
39	島根	15.2
40	高知	16.4
41	岩手	17.2
42	秋田 鳥取 福島	17.4
45	香川	17.8
46	徳島	17.9
47	青森	20.2

（厚生労働省「平成30年（2018）人口動態統計月報年計（概数）」より）

量。これを目安にして、それぞれを調整すればよいという。ただ、低カロリーでビタミン・ミネラルが豊富な野菜は、多めに摂ることが望ましいそうだ。

「食事の適量」の計算法

いよいよ、第3のポイント「食事の適量」だ。つい食べすぎてしまう現在の日本人にとって、「適量」とはどれくらいなのだろうか。

矢部教授は「まず1日の食事の適量を知ることです」と言う。「1日の食事の適量」とは、すなわち「1日の総エネルギー摂取量」であり、次の算出式から求める（「糖尿病診療ガイドライン2019」）。

・1日の食事の適量

＝

1日の総エネルギー摂取量（kcal／日）＝目標体重（kg）×エネルギー係数（kcal／kg）

図10 BMIと肥満度

BMI ＝ 体重(kg) ÷ (身長(m) × 身長(m))

BMI	判定
〜 18.5未満	低体重
18.5以上 〜 25未満	普通体重
25以上 〜 30未満	肥満(1度)
30以上 〜 35未満	肥満(2度)
35以上 〜 40未満	肥満(3度)
40以上 〜	肥満(4度)

(日本肥満学会「肥満症診断基準」より)

目標体重は、総死亡リスクがもっとも低くなる「BMI（ボディマス指数。体重と身長から算出される肥満度を表わす体格指数、図10）」の値を、次の算出式に入れて求める。このBMIは年齢によって異なり、かつ幅もある。特に75歳以上はフレイル（93ページ）・日常生活動作の低下・身長の短縮・摂食状況などを考慮して、適宜判断しよう。

・目標体重
65歳未満：身長（m）×身長（m）×22
65歳以上：身長（m）×身長（m）×22〜25

エネルギー係数とは身体活動量のレベルの

ことで、仕事・家事など運動以外の身体活動に消費されるエネルギー量を表わしている。具体的には、次のようになる。

・エネルギー係数
軽い労作（大部分が座位の静的活動）：25〜30（kcal／kg）
普通の労作（座位中心だが通勤・家事、軽い運動を含む）：30〜35（kcal／kg）
重い労作（力仕事、活発な運動習慣がある）：35（kcal／kg）以上

では、「40歳・身長170cm・デスクワーク」の条件で、1日の総エネルギー摂取量を出してみよう。

目標体重は「1・7×1・7×22＝63・58」から、年齢を考慮して「68kg」に設定してみた。エネルギー係数は「普通の労作」として「33kcal／kg」にする。1日の総エネルギー摂取量はこの二つをかければいいのだから、「68×33＝2244kcal」となる。

つまり、目標体重68kgになるには、1日2244kcalのエネルギー摂取が適量ということ

とだ。これを超えると体重が増えるし、逆に体重を落とすにはエネルギー摂取量を抑えればよい。

この数値にもとづいて食材選びや献立を組み立てることは、糖尿病患者さんにとって重要な作業だが、かなり面倒だ。僕のような予防が目的の場合、もっと簡単にならないだろうか。

「若い方であれば、昔から言われている『腹八分《はらはちぶ》（腹八分目）』をすすめます。こう言うと非科学的のように思われるかもしれませんが、エビデンスになりうる研究報告が２００９年、学術誌『サイエンス』に掲載されています。アカゲザルを通常のエサを与えたグループと、カロリーを30％カットしたエサを与えたグループに分けたところ、前者は後者に比べて疾病《しっぺい》リスクが２・９倍、死亡リスクが３倍になったそうです。

過食気味の30～50代の人たちは腹八分を実践してほしいですね。腹八分は満腹ではないが、空腹感が残っているわけでもない、感覚的なもの。コンビニのお弁当などにはカロリー表示がありますから、この感覚に客観的指標をつけておくとさらにいいでしょう」

食事のボリュームを減らすことが良いことはわかったが、物足りなさを感じて、逆にストレスを感じないだろうか。

「要は慣れで、その慣れは食事にかける時間と、食べ物を咀嚼《そしやく》する(嚙《か》む)回数から生まれます。15回嚙んだ時と40回嚙んだ時のGLP－1の分泌量を比較した研究があり、40回のほうが良く出ていると報告されています。何回も嚙むことで、満腹感も出てきます」

硬いものでも軟らかいものでも、よく嚙めば、食事時間が長くなり、満腹感が得られやすくなるのだ。

高齢者こそ肉を食べよう

いっぽうで、60代以降は腹八分ではなく「しっかり食べなければいけない」と、矢部教授は注意をうながす。

「私が患者さんを日々診察しながら感じるのは、高齢者の小食です。30代・40代の糖尿病予備群や糖尿病患者さんには『管理栄養士さんから教えてもらった適量を守れていますか』と聞きますが、60代・70代の方には『きちんと食事を摂れていますか』と聞きます。そうでないと、近年問題視されている高齢者のサルコペニア（93ページ）やフレイルが予防できません」

何度も述べているように、糖尿病患者さんはインスリンの作用が弱い。インスリンには糖だけでなく、タンパク質に含まれるアミノ酸を筋肉に取り込むとともに、アミノ酸を利用して筋肉の合成をうながす働きがある。アミノ酸は筋肉のもとになる物質だ。

矢部教授が言われるように、60代以降は食が細くなり、タンパク質が不足がちになる。さらに、糖尿病患者さんはインスリンの作用が弱いので、食事から摂ったアミノ酸を筋肉（筋タンパク質）の合成にうまく使えないため、筋肉量が減る。そしてサルコペニアとフレイルのリスクが高まる。ひとたびサルコペニアになると、そうではない人に比べ、院内死亡リスクが5倍におよぶという報告もある。転倒して寝たきりになったり、誤嚥《ごえん》性《せい》肺炎から死に至ることもある。

日本糖尿病学会は2019年、前項で紹介した、65歳以上の目標体重を求める算出式に入れるBMIを、それまでの22から22〜25に変更した。この変更理由について、矢部教授は次のように解説する。

「これまで標準体重に用いられていたBMI22は、就労世代でもっとも疾病数が少なく、当時の日本人の平均BMIとも近似していたことから、違和感なく受け入れられ、幅広く普及しました。

しかし近年、BMIと死亡率との関係を調べた研究で、もっとも死亡リスクが低いBMIは20〜25との結果が出ていますし、厚生労働省『日本人の食事摂取基準2020』でも目標BMIを21・5〜24・9としています。また、糖尿病患者さんの総死亡リスクがもっとも低いBMIは20〜25です。いっぽう、75歳以上の高齢者はBMI25以上でも総死亡リスクは上昇しませんでした。

このような背景から、65歳以上の場合、BMI22〜25と幅をもたせることになったのです。ただし、大切なのは体重やBMIではなく、体組成《たいそせい》(骨・筋肉・脂肪など体の構成)です。つまり、脂肪ではなく筋肉を増やすことが大事なのです。

　また、これまで糖尿病患者さんは、糖尿病でない人と比較して代謝が悪いとされてきました。しかし、両者の日常生活におけるエネルギー消費量を比べると、ほとんど変わらないことがわかりました。つまり、従来設定されてきた総エネルギー摂取量よりも大きくなったのです」

　矢部教授は、高齢者については糖尿病であるか否《いな》かにかかわらず、意識してタンパク質を摂ることをすすめる。

「タンパク質、特に動物性タンパク質の過剰摂取が心疾患・脳卒中・がんなどの増加と関連することが指摘されています。ただし、65歳以上の方は、サルコペニアやフレイルの予防のため、タンパク質をしっかり摂る必要があります。もちろん、植物性タンパク質や魚由来のタンパク質を摂取するのがよいのですが、肉由来のタンパク質を摂取しても長命になり、がんを含めた生活習慣病のリスクが下がるという研究成果が出ています。ですから、65～75歳で食事に対するギアチェンジが必要です。とはいえ、65～75歳になっていきなりギアチェンジは難しいでしょうから、若いうちからこのことを知っておいてほしいです」

高齢になると食べる量、特にタンパク質摂取量が減り、サルコペニアやフレイルの発症や重症化につながる。矢部教授によると、少ない量のタンパク質摂取で筋肉を十分維持するには、自分の体では作れない必須アミノ酸、特にロイシンなどの分岐鎖《ぶんきさ》アミノ酸を摂るとよいそうだ。

ロイシンはマグロ赤身（生）・サンマ（生）・鶏肉（胸肉）・牛肉（サーロイン）などに多く含まれている。これらを意識して摂るようにしたい。

【注目】やってはいけない食習慣

ここまで、矢部教授に糖尿病予防に有効な食事法を聞いてきたが、逆に「やってはいけない食習慣」を挙げてもらった。

朝食を抜く

朝食は抜いてはいけない。なぜなら、朝食を抜くと、昼食・夕食で血糖値が上がりやすくなるからだ。朝食をしっかりと摂れば、昼食後にインスリンが十分に分泌される。これは「セカンドミール効果」と言って、最初に摂る食事（ファーストミール）が、次に摂る食事（セカンドミール）後の血糖値に影響をおよぼす仕組みだ。

また、朝食抜きの食習慣が肥満をもたらすという疫学研究もあるそうだ。矢部教授は、次のように説明する。

「体が、1日に必要なエネルギー量を昼夕2食で摂ろうとするからでしょうね。これだと1食あたりの摂取カロリーが多くなって、血糖値も上がります。さらに、食欲を満たそうとして、食べる量も増えてしまいがちです。つまり、3食の時以上に、多くの量を食べてしまう可能性がある。朝食はしっかり食べましょう」

夕食の重視

日本人はたいてい朝食・昼食は軽く、夕食をしっかり食べる。つまり、夕食重視だ。しかし、矢部教授は「それはまちがいです」と力説する。「日本人は朝食・昼食でタンパク質をあまり摂りませんが、それも良くない」とも。

日本人に限らず、人間は日中に運動や仕事、それにともなう通勤・通学で体を動かす。しかし、夕食後に体を動かすことはあまりなく、カロリーを消費する機会は少ない。つまり、夕食で摂ったエネルギーはあまり消費されないまま脂肪に置き換わってしまう。

体を動かすには筋肉を使う。筋肉の合成・維持に必要な栄養素は、タンパク質だ。矢部教授によれば、タンパク質が補給されないまま運動をすると、むしろ筋肉は減っていくという。

「ですから、夕食重視の食習慣は、筋肉維持・増強の観点からもおすすめできません。糖尿病患者さんに運動をすすめる際にはこのことを説明して、朝昼の食事をきちんと摂ることも指導しています」

日中は活動量が多いため、昼食はタンパク質の摂取に注意しながら、炭水化物や脂質もバランス良く摂る。働き世代の男性は丼物や麺類になりやすく、栄養素が炭水化物中心に偏《かたよ》りがちだが、定食などで「一汁三菜」を心がけたい。

いっぽう、夕食は軽くして、すこし空腹感を持ちながら就寝すれば、太ることもなく、代謝状態も良くなるという。特に炭水化物・脂質を控えて、食物繊維が豊富な野菜をメインにするのが良いそうだ。

間食を摂る

「間食は、糖尿病の大敵です」と、矢部教授は言う。

3食以外に摂る食事、すなわち間食。この間食に摂られるものはスイーツ・菓子・果物などが多いが、これらは糖質のなかでも果糖《かとう》を多く含む。果糖は1日100g以内なら、血糖上昇や体重増加をさせないが、摂りすぎると糖尿病を悪化させるそうだ。なお、せんべいは甘くないが、糖質と脂質でできているから要注意だ。

とはいえ、「甘い誘惑」は断《た》ちがたい。なんとか、なりませんか。

「1カ月に数回、『デザートの日』をもうけるのはいかがでしょう。デザートを食べる分だけ昼食を減らし、昼食後にデザートを堪能するのです。日中はエネルギー消費が盛んで、デザートで摂ったカロリーを消化しやすいですから。ただし、糖尿病患者さんの場合、薬物療法とのかねあいもあるので、実践前に必ず主治医に相談してください」

1日のなかで果糖を摂るタイミングも重要だ。

「夕食後に果物を食べるのは、なるべく避けていただきたい。果物に含まれている果糖は過剰に摂取すると、肝臓で脂肪の合成を促進し、肥満や脂肪肝を来《きた》します。果物はビタミン・ミネラルが豊富ですから、ぜひ摂ってもらいたい。夕食後ではなく、朝食・昼食時に手のひらに収まるくらいの量が最適です」

清涼飲料水の常飲

糖尿病予防を考えた場合、糖分を多く含む炭酸飲料・ジュース・缶コーヒー（加糖）などの清涼飲料水の常飲は避けるべきだ。これらには、果糖やショ糖（砂糖の主成分でサトウキビなどから抽出する）などが多く含まれているからだ。

矢部教授は、「ノンカロリー」「ゼロカロリー」を謳《うた》う人工甘味料も注意を要すると言う。

「健康的とされる人工甘味料ですが、イスラエルの研究チームが2014年、3種類のノンカロリー人工甘味料（アスパルテーム・スクラロース・サッカリン）が腸内細菌の増殖と機能を障害し、耐糖能障害を促進していることをイギリスの学術誌『ネイチャー』に発表しています。また、腸にはさまざまな種類の腸内細菌が生息していますが、人工甘味料を多く摂取すると、いわゆる『デブ菌』が増えることもわかっています。

なお、『ゼロカロリー』は栄養表示基準にもとづいて、１００㎖（g）あたり５㎉未満の食品に対して表示することができます。つまり、『ゼロカロリー』でも、多量に摂れば一定のカロリー摂取になってしまうのです」

休肝日なしの飲酒

お酒は食欲を増進させ、カロリーも低くないから、糖尿病予防の大敵だ。特に、ビール・ワイン・日本酒など、原料（麦・ブドウ・米）をアルコール発酵させた醸造酒《じょうぞうしゅ》は、原料に含まれていた糖分・アミノ酸・ビタミンなどが残っており、血糖が上がりやすい。いっぽう、焼酎《しょうちゅう》・ウイスキー・ジンなど、醸造後に蒸留《じょうりゅう》（成分を分離）する蒸留酒《じょうりゅうしゅ》は糖分が少なく、血糖が上がりにくいとされている。

「それでも、1合程度にしておいたほうがいいでしょう。もちろん、個人差が大きいですし、避けられない会合もあるでしょう。ですから、連続して痛飲することは避け、飲酒せずに肝臓を休める『休肝日《きゅうかんび》』を設けるなど、お酒と上手につきあってほしいですね」

糖尿病は自業自得か

昨今、糖尿病患者さんに厳しい目が向けられている。いわく――当人が悪い生活習慣を続けたから糖尿病になったのであって、自業自得だ。その治療が保険診療で行なわれるのは、医療費の無駄遣《むだづか》いではないのか――。

実際、年間約1万6000人が糖尿病性腎症から人工透析に至るが、人工透析になると、その費用は国によってほぼカバーされ、1人あたり500万〜600万円くらいかかるという。矢部教授に意見を求めた。

「国民の税金を食い潰《つぶ》しているとの見方があることは承知しています。いっぽうで、糖尿病患者さんを見ていると、仕事に追われて健康診断が受けられなかったり、糖尿病治療に割《さ》く時間やお金が捻出できなかったりするケースも少なくありません」

糖尿病の悪化は、仕事でのストレスや睡眠不足などを原因にしていることも多い。また、多忙であるがゆえの食生活の歪《ゆが》みもある。

「家族歴がある場合、糖尿病のリスクは高くなります。つまり、同じような食生活をしていても、Aさんは糖尿病になり、Bさんはならないということが起こる。ですから、一律に『自己管理ができていないから糖尿病になるのだ』と責めるのは、酷《こく》ではないでしょうか。そもそも日本人の場合、インスリン分泌能が低くて糖尿病になりやすい。だからこそ、予防が重要なのです」

しかし、予防には「これはだめ、それも控えて」と禁止や抑制が求められる。糖尿病予備群・糖尿病患者さんの場合、「食習慣を変えなければ悪化して命にかかわるかもしれない」という、良い意味での強迫観念がある。しかし、糖尿病になっていない人がそのようなモチベーションを持ったり、維持したりすることは難しい。これについて、矢部教授からは次のようにアドバイスする。

「糖尿病の発症や重症化の予防には、食事はきわめて重要な役割を担《にな》っています。しかし、一定の『規律』を守ることは重要ですが、あまり肩肘張《かたひじ》って考えないほうがいいでしょう。食事は三大欲求（食欲・睡眠欲・性欲）のひとつですから、楽しむところは楽しんでください。たとえば、家族・友人・知人とご飯を食べに行くことは楽しみですし、この『楽しむ』という要素を無視した減量や食事療法は長続きしません。

これは、私の恩師の受け売りですけれど、患者さんには『1kcalあたりの単価を上げて、おいしいものを楽しんで召《め》し上がってください』と言っています。素敵なお店でおいしいものを腹八分で食べると、1kcalあたりの単価は高いですけれど、悪い食材が出てくるわけではなく、楽しみながら自己管理ができます。いっぽうで、知識・知見を備えて、守るべきことは守る。こうすれば、うまくいくのではないでしょうか」

運動編

週に30分でも効果あり

食事療法に続いて運動療法を取材するべく、僕は第2章の取材でうかがった東京都済生会中央病院にふたたび足を運んだ。迎えてくれたのは、同病院糖尿病・内分泌内科部長の河合俊英《かわいとしひで》医師だ。河合先生、虫のいい話ですが、運動をせずに糖質制限など糖の摂取を極力抑えることで、糖尿病を予防できませんか。

「筋肉がやせ細ります」

河合医師は即答した。人間の体は糖分の補給が滞《とどこお》ると、グリコーゲン（41ページ）や中性脂肪をエネルギー源として利用する。このグリコーゲンの8割以上が筋肉に存在している。つまり、糖質制限によって糖分が補給されないと、中性脂肪だけでなく、筋肉に蓄えられたグリコーゲンを使用する。その結果、筋肉量が減少するのだ。

矢部教授が言われたように、河合医師も糖尿病患者さんではない人に、厳格な糖質制限はすすめられないと言う。そして、糖尿病治療・予防における食事と運動の比重を「フィフティ・フィフティ」と考えているとも。

食事で摂った糖は、インスリンの作用によって、血液中から筋肉と脂肪細胞に取り込まれる。取り込まれた糖は筋肉が運動による収縮で燃焼し、エネルギーとして利用される。いっぽう脂肪細胞では、糖は脂肪に変わる。インスリンの分泌が弱かったり効きが悪かったりすると、この二つの働きは起きない。

つまり、食事で糖を摂りすぎないようにして、運動で糖を燃やせば、血糖値は下がる。糖尿病治療において、食事と運動が車の両輪にたとえられるのは、この理由からだ。

「1週間合計で30分のウォーキングでも、予防効果はありますよ」

これは、忙しい人・面倒くさがり屋の人には朗報だろう。なにしろ、毎日でなくていい。たとえば雨だったり、飲み会だったりして今日・明日ができなくても、1週間のなかで帳尻《ちょうじり》を合わせればいいわけだ。

土曜日・日曜日を利用して運動する人を「ウィークエンド・ウォーリアー（週末戦士）」と呼ぶ。河合医師によれば、土曜日もしくは日曜日に30分のウォーキングを続けると8年で糖尿病の発症リスクが約40％低下したという欧米の研究があるという。

では、運動は毎日行なうのがいいか、それとも週に数回がいいのか。

「かつて、糖尿病治療の運動は連日、たとえ休むにしても1日おきでなければ効果がないと言われていました。インスリン感受性（抵抗性）の改善・維持には、48時間以内に次の運動をすることが望ましいと考えられていたからです。ところが、土日いずれかだけでも効果があることがわかってきました。糖尿病予防のためには、運動は明らかにプラスになるのです。とはいえ、もちろん毎日、少なくとも１日おきに行なうほうが望ましいです。１日おき以上あけると、インスリン感受性の改善効果が薄れてしまうからです」

日本の疫学研究で、通勤における歩行時間が10分以下と21分以上の人を比較したところ、４年後には、前者が１・４倍糖尿病を発症しやすい結果が出たそうだ。ちなみに、自転車通勤は「有酸素《ゆうさんそ》運動（次項で解説）」だから良いとされている。

河合医師は「通勤などで歩行時間を20～30分間上乗せすることで、糖尿病のリスクは確実に下がります」と言う。日々の通勤を活《い》かすか否《いな》かで、かなり違ってくるわけだ。

テレビを観《み》れば観るほど、糖尿病になる⁉

河合医師によれば、近年、テレビを観る時間が多ければ多いほど糖尿病になりやすいというデータが複数出ているという。

「テレビの視聴を座位、すなわち座っている時間ととらえて、その時間の長短で比較します。具体的には、1週間の視聴時間が1時間未満・10時間未満・40時間以上の人の10年後を比較すると、40時間以上の人は糖尿病の発症リスクが3倍近くになったというデータもあります」

日本人は、座っている時間が世界でもっとも長いと言われている。その大半はデスクワークであり、これを減らすのは難しいだろう。さらに、コロナ禍で在宅ワークが増え、ますます歩く時間が少なくなっている。このままでは、日本は糖尿病大国になってしまうのではないか。河合医師に聞いてみた。

「2016年頃から、座りすぎによる糖尿病発症リスクを軽減する方法が報告されるようになりました。たとえば、デスクワーク中に30分に1回、数分間立ち上がって伸びをするだけで、血糖値を下げる効果があることが報告されています。つまり、ごく簡単な運動でも、効果が認められることがわかった。しかも、この研究は糖尿病になっていない方を対象にしたものですから、糖尿病予防に有効と考えられます。

逆に、激しい運動を短時間行なった場合に糖尿病発症リスクが軽減するかについても、世界で研究が進められています。私は2016年まで慶應義塾大学におり（医学部講師）、スポーツ医学総合センターで行なった高強度の間欠的《かんけつてき》運動（インターバルトレーニング）研究にかかわりました。具体的には、健常者が激しい運動を60秒行ない、60秒休むを1セットとして1日10分程度、週2～3回行なったところ、16週間後にインスリン感受性が改善しました」

糖尿病予防における、運動の重要性をおわかりいただけただろうか。

糖尿病予防に最適な運動

運動は「有酸素運動」と「無酸素《むさんそ》運動」に分かれる。

有酸素運動とは、軽・中程度の負荷を継続的に筋肉にかける運動のこと。筋肉を動かすエネルギーとして、体内の脂肪を酸素によって燃焼させる。具体的には、ウォーキング・ジョギング・水泳・自転車こぎ・太極拳《たいきょくけん》など。いっぽう、無酸素運動とは短時間かつ運動強度の高いもので、短距離走・筋力トレーニングなど。酸素を必要とせず、筋肉を動かすエネルギーとして、筋肉に蓄えられた糖を使用する。

糖尿病治療・予防にはどちらが有効か、河合医師に聞いてみた。

「どちらかと言えば、有酸素運動ですね。有酸素運動は血糖値を下げてインスリンの効きも良くしてくれますから。しかも、有酸素運動によるインスリン感受性の改善効果は48時間保たれます。

無酸素運動のひとつに『レジスタンス運動』があります。これは、筋肉に負荷（レジスタンス）をかける動作を繰り返し行なう運動のことで、いわゆる筋力トレーニング（筋トレ）です。レジスタンス運動では、血糖を筋肉に取り込むインスリン効果は高まりませんが、筋肉が増強されることで、血糖の燃焼場所が増えるメリットがあります。ですから、有酸素運動と無酸素運動を組み合わせれば、より効果的です」

このことを裏づけるデータが、海外で行なわれた臨床研究から得られている。糖尿病患者さんを有酸素運動とレジスタンス運動（無酸素運動）のグループに分けて効果を比較したところ、筋肉への糖取り込みの数値改善に差異はなかった。いっぽう、有酸素運動にレジスタンス運動を加えた場合、大きな改善が見られたという。

ただし、レジスタンス運動は注意が必要だ。筋肉は疲労からの回復時間が必要なので、間隔をあけなければならない。2～3日に1回程度が良いという。

運動は朝か、夜か

運動は、食前と食後のどちらが良いのだろうか。河合医師に聞いてみた。

「糖尿病治療・予防の観点から言えば、食後です。血管内に糖がたくさんあってインスリンもよく出ている食後に、ウォーキングなどの有酸素運動をすれば、血糖値が下がります。時間の目安は、食後30分～1時間後。食後30分間は、小腸の消化・吸収を助けるために安静が必要ですし、その後に糖が血液中に入ったところで運動すれば効果的です。

食前は血糖が少ないため、脂肪細胞から放出された遊離脂肪酸《ゆうりしぼうさん》（FFA）が血液を通って各組織に運ばれ、血糖に代わってエネルギー源として利用されます。つまり、脂肪が燃える。これは、やせることを目的にしたダイエットに適しています。ですから、食前に無酸素運動を行なって筋肉量を増やし、食後の有酸素運動で血糖値を下げる。これがベストです」

では、勤務中である昼食後は現実的に難しいとして、朝食後と夕食後のどちらがいいのだろうか。

「おすすめは朝食後です。夕食後は時間がないケースが多いでしょうし、就寝前に激しい運動を行なうと交感神経が活性化し、寝つきが悪くなってしまいます。ですから、夕食後は無理に屋外で運動をしようとせずに、簡単なストレッチやスクワットで十分です。それが難しければ家事などで代替し、それすらできない場合は、食後すぐに寝ることだけは避けてください。なぜなら、起きていれば、脳が糖をエネルギーとして使うからです。

いっぽう、朝は副交感神経から交感神経に切り替わる時ですから、空腹できつめの運動は避けて、食後に行なってください。入院患者さんを対象に、朝食後に運動を加えた場合と加えない場合の血糖値を比較すると、前者で明らかに良い結果が得られます。つまり、朝食後の運動で血糖値は下がるのです」

東京都済生会中央病院は第2章で触れたように、日本で最初に糖尿病の「教育入院」を実施した医療施設だ。同病院の教育入院は2週間あり、最初の週の水曜日は朝食後から昼食まで糖尿病に関する授業を受ける。

そして、翌日は朝食後にラジオ体操を行なってから授業を受け、昼食前に血糖値を測定すると、ほとんどの方が下がっているそうだ。たとえば、水曜日は150（㎎／dℓ）だった血糖値が、木曜日には135（㎎／dℓ）くらいまで下がる。体験した患者さんは、一様《いちよう》に驚くという。それだけ、効果があるわけだ。

きつめか、ゆるめか

運動は個人差があるため、運動強度は1分間の「心拍数《しんぱくすう》（心臓が拍動《はくどう》する回数）」を指標にするとよい。

適度な運動時における心拍数は、最大心拍数の50～70％とされる。最大心拍数とは拍動がもっとも速くなった時の数値で、いわば心臓の限界を示している。通常は年齢が上がれば下がる傾向にあり、「220－年齢」で求められる。これを算出式にすると、次のようになる。

・運動強度
＝
適度な運動時の心拍数＝最大心拍数（220－年齢）×0・5〜0・7

仮に40歳で計算すると、90〜126となる。河合医師は「『ややきつめ』とは『汗ばむ程度』のことで、心拍数で言えば120くらい。このレベルで有酸素運動を数日続けると、目に見えて効果が出始めます。ウォーキングなら、心拍数を測定できる計器で確認しながら行なえますから、おすすめです」と言う。

2020年に糖尿病が急増した理由

河合医師によれば、糖尿病になる人には共通点があるという。多くの入院患者さんを診てきたなかで、感じたそうだ。

・よく食べる
・過体重
・体重の増減が激しい
・身体活動量が少ない

「たまたま、ここ（東京都済生会中央病院）に入院された患者さんがそうなのかもしれませんが、それほど太っていなくても、びっくりするほど食べる方が多い。入院中は食事管理を徹底しますが、『この3～5倍は食べていました』と言われるのです。また運動を含めて、身体活動量が少ないことも特徴です。そして、7対3で過体重気味の方が多い。

逆に、やせているのに血糖値が高い人もいらっしゃいます。これはインスリン感受性が非常に低下しているか、体質的にインスリンの分泌力が弱いことが原因です。細胞に糖が送り込めないため、細胞が大きくならず、体が太れないのです」

体重の増減が激しい人も糖尿病になりやすいと、河合医師は見ている。太ると食事制限をして体重を激しく落とす。その後、反動で食べすぎてしまい、また太る。「ウエイトサイクリング」と言うのだが、これを繰り返す人は糖尿病になりやすいそうだ。人間の体には、体重を維持する働きがある（恒常性）。体重が減っても増えても、それに合わせて、体は臓器などの機能を働かせる。ところが、強制的なダイエットや反動があると、その機能に狂いが生じやすくなるのだ。

職業別に見ると、シフトワーカー（勤務時間が固定されない労働者）に比較的多いという。たとえば、夜勤明けに食事をしてすぐに寝ると、血糖が筋肉で使われずに血液中にとどまったり、脂肪として蓄えられたりする。

また、勤務時間が不規則なために体内時計が乱れやすくなり、体内環境を一定に保つ恒常性がくずれることも一因と考えられている。恒常性は、自律神経の影響を受ける。日中は交感神経が活性化し、夜間の睡眠中は副交感神経が優勢になる。昼夜逆転することで、このバランスがくずれてしまうのだ。

河合医師によれば、2020年は、糖尿病予備群が一気に重症の糖尿病になったケースが多かったそうだ。2020年の夏は記録的猛暑だった。それによって、炭酸飲料水やスポーツドリンクなどの摂取が増えたことが原因のようだ。

「『ソフトドリンクケトーシス（ペットボトル症候群）』と言って、糖分を多く含む清涼飲料水を大量に飲み続けることで発症した急性の糖尿病患者さんです。そういった方々の初診の比率が高かったのです」

さらに、コロナ禍の閉塞感《へいそくかん》によるストレスも考えられるという。いらいらする時には甘いものを口にしたくなる。これは、脳が要求するためだ。コロナ禍が続くなか、僕たちは自分の体に気を配らなければならない。予防医療の大切さを改めて感じた。

【実践】簡単かつ効果が大きい運動

実践編として、河合医師に「すぐにできて、効果が大きい運動」を教えていただいた。簡単にできるものから順に、紹介していこう。

大股早歩き

ふだんの歩く速度を変える――。これだけでも十分、予防効果がある。

具体的には、歩幅を今よりも5～10㎝広げて、ややきつく感じる速度で歩く。たとえば、通勤で自宅から駅まで歩いて15分かかるところを、1分縮めて14分で歩くことを目指すのだ。河合医師は、歩くことの大切さを力説する。

「日本の自動車保有台数と糖尿病患者さんの増加をグラフにすると、傾《かたむ》きがほぼ一致します。『車社会』の地域では、歩ける範囲でも車で行くことが多い。歩く機会の減少は運動量の低下につながり、糖尿病など生活習慣病の発症の一因になっていると思われます。実際、糖尿病の都道府県別の死亡率（125ページの図9）を見ると、車よりも公共交通機関の利用が多いと思われる都市部のほうが低い傾向にあります。

先日お会いした某県の医師は『糖尿病予備群・糖尿病患者さん向けに、公民館を借りてエクササイズの講習をしているが、みんな車で公民館に来る。もっと歩いてほしい』と言っていました。歩くことは、日常生活におけるもっとも基本的な身体活動です。これを軽視して、健康にはなりません」

両腕ぐるぐる巻き運動

厚生労働省「健康づくりのための身体活動基準2013」によれば、安静にしている状態よりも多くのエネルギーを消費するすべての動作を「身体活動」と言い、身体活動のうち、体力の維持・向上を目的として計画的・継続的に実施するものを「運動」、運動以外のものを「生活活動」と言う。

図11 両腕ぐるぐる巻き運動

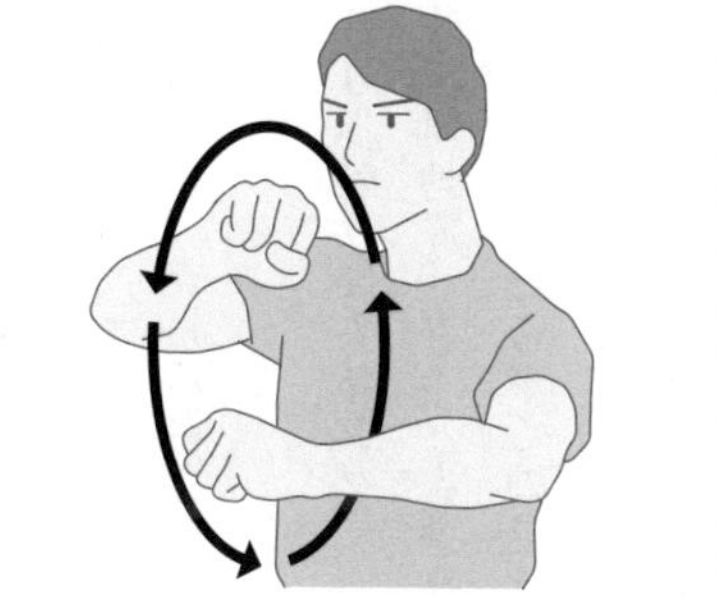

① 腕を平行にして、8秒間ぐるぐる巻く
② そのまま逆回転で、8秒間ぐるぐる巻く
※30分ごとに1セット、1日に3セットを行なう

だから、忙しくて「運動」する時間がなければ、通勤・通学・家事などの「生活活動」で、体を動かす時間を増やせばいい。

そのひとつとして、河合医師がすすめるのが、勤務中に簡単にできる「両腕ぐるぐる巻き運動（図11）」だ。

「患者さんに1日に数セットしていただい

ていますが、血糖値改善などの効果があります。楽そうに見えますが、翌日、筋肉痛になる人もいます」

僕も前巻き、うしろ巻きを8秒ずつ1セットやってみたけど、けっこうきついわ。

8000歩のウォーキング

有酸素運動で、もっとも手軽で効果的な運動がウォーキングだ。しかし、手軽だからと言ってだらだら歩くのではなく、顎《あご》を引いて胸を張り、前述の大股早歩きを心がけよう（図12）。

実は、ウォーキングには二つの誤解がある。

ひとつ目が、よく言われる「1日1万歩」。厚生労働省「健康づくりのための運動指針2006」は、たとえば体重50～60kgの人の場合、1日200～250㎉を消費する活動量を推奨している。河合医師は「200～250㎉の消費は、8000～1万歩に相当します。私は、生活習慣病予防には8000歩で十分だと思います」と言う。

図12 大股早歩きウォーキング

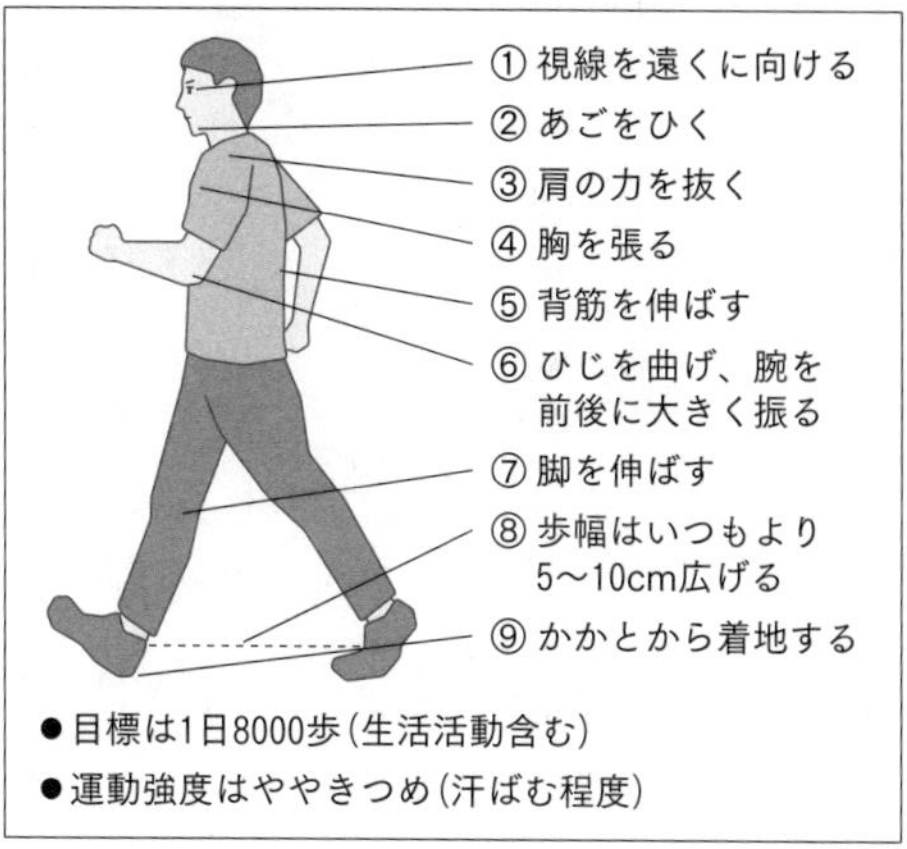
①視線を遠くに向ける
②あごをひく
③肩の力を抜く
④胸を張る
⑤背筋を伸ばす
⑥ひじを曲げ、腕を
前後に大きく振る
⑦脚を伸ばす
⑧歩幅はいつもより
5～10cm広げる
⑨かかとから着地する
●目標は1日8000歩(生活活動含む)
●運動強度はややきつめ(汗ばむ程度)

二つ目が、「ウォーキングのみで歩数を計算」すること。歩数は、家事・通勤・買い物・会社や家庭での小動きなど、生活活動も含んだ合計を指している。つまり、ふだんの生活活動を含む８０００歩だから、けっしてハードルは高くない。試しに起床してから、就寝まで歩数計をつけてみてほしい。通勤したり、家事をしたりすることで、意外に歩数が〝稼げている〟ことに気づくはずだ。

歩数計をつけるのが面倒なら、時間を基準にすればいい。８０００歩は40～50分に相当する。

さらに時間を短縮したい人には「インターバル速歩」がある。これは、信州大学大学院医学系研究科の能勢《のせ》博《ひろし》特任教授が提唱するウォーキング法で、早歩きとゆっくり歩きを3分ずつ交互に繰り返すものだ。これを1日5回繰り返せば、合計30分ででき る。能勢教授によれば、週4日以上行なうと5カ月間で体力が20%向上するという。

立ち上がりスクワット

人間の体でもっとも大きい筋肉が、太ももの大腿四頭筋《だいたいしとうきん》だ。特に高齢者の場合、大腿四頭筋が弱ると転倒したり、サルコペニアやフレイルになりやすい。

「糖尿病治療・予防にとって、太ももの筋肉は重要です。ここは、全身でもっとも容積が大きい。つまり、ここを鍛えて筋肉量を増やすことは、糖を燃やすスペースを効率的に増やすことなのです。太ももの筋肉を増やすには、スクワットが最適です。でも、患者さんにすると、毎日スクワットをすることは、とても億劫《おっくう》なようです」

そこで、職場でもできる、簡単なものを二つ教えてもらった。座っている椅子から立ち上がる「立ち上がりスクワット」と、立ったまま壁に両手をついて行なう「壁立ち腕立てふせ」だ。それぞれ10回ほど行なうだけで、筋肉量を減らさない効果が見込めるそうだ。

短時間の激しい運動

前述のように、短時間で激しい運動を行なうことも予防効果がある。週末だけジムに行ったり、水泳をしたりしてもいい。

「とにかく、エネルギーを燃やすことが大事です。私も、かなりの強度で走って、すこし休む。これを繰り返す運動をしていますが、休んでいる時に『副交感神経が活性化している感じ』がします、ストレスも飛んでいるようです。ただ、これをエビデンスとして出すのは難しいですが……」

やせることが危険になる年齢

厚生労働省「健康づくりのための身体活動基準2013」では、「＋10《プラステン》」として、今より10分多く体を動かすことを推奨している。

河合医師も「わずか10分が大きな意味を持ちます。1日10分、掃除機をかけたり、近所を歩いたりしてみる。そうして生活活動量を増やすことで肥満を防ぎ、生活習慣病を予防するわけです」と言う。

やはり、肥満は糖尿病の改善・予防の大敵なのだ。ただ、高齢者には注意が必要だ。糖尿病治療の場合、太っている人にはまずやせることを指導する。しかし、年齢や体の状態によって、「やせてください」と言えなくなる時期が来るそうだ。

「高齢者の場合、何もせずに病院のベッドで寝ていると、筋力は1日で2％ずつ落ちていきます。また活動性も、加齢によって低下する。だからといって、運動を強化することは難しい。その代わりとして、指導を『やせてください』から『今の体重を保ってください』にシフトするのです。体重が多いということは、それを支える筋肉があるということ。たとえある程度脂肪であったとしても、体重を支えるためには、その状態をキープしたい。そうでないと、サルコペニアやフレイルになる危険性があるからです。指導を変える時期は、60代後半が目安になると私は考えています」

睡眠編

睡眠時間は短くても長くても×

肥満が過食・運動不足が原因で起こることはよく知られている。しかし、睡眠時間が肥満にかかわることは、あまり知られていない。「睡眠時間が短いと、体重は増える傾向にあります」と言うのは、愛媛大学総合健康センターの古川慎哉《ふるかわしんや》教授。

古川教授は、糖尿病と睡眠の関係を研究しており、その名は国内外で知られている。僕は、古川教授にリモート取材を行なった。なぜ、睡眠時間が短いと体重は増えるんですか。

「睡眠時間が短いと、胃から食欲を増進するホルモンのグレリンが分泌されます。その量が上昇するにしたがい、食欲を抑制するホルモンのレプチンの分泌量が減少していく。つまり、食欲が増して過食を招きやすくなるわけです」

ということは、睡眠時間は長いほうが糖尿病になりにくいわけですね。

「いえ、睡眠時間が長すぎても糖尿病発症リスクは高まります」

古川教授によれば、睡眠時間と糖尿病の関係はU字型になるという（次項で紹介）。つまり、短時間睡眠でも長時間睡眠でも発症リスクは高くなる。糖尿病発症後に合併症になりやすい人も、同様の傾向にある。

この理由として、短時間睡眠によって食欲が進むことでインスリン抵抗性が増し、血糖のコントロールが悪化するからと考えられている。いっぽう、長時間睡眠が糖尿病発症リスクを高める明確なメカニズムはわかっていないという。

睡眠は食生活や仕事環境などの影響を受けやすいため、研究が難しいそうだ。睡眠と病気の関係を示す論文も少ないらしい。

「日本に限らず、大学（医学部）では、睡眠の授業がきわめて少ないのです。私が医学生（愛媛大学医学部）の時は、睡眠のメカニズムや不眠症などについて1〜2時間程度講義されるだけで、疾患としての認識が低かったのかもしれません。必然的に、内科医で睡眠に興味を持つ人も少なくなります。ただ最近は、睡眠時無呼吸症候群（後述）の治療法が進化したことなどもあり、すこしずつですが、研究者も増え、睡眠の重要性が認知されてきました」

図13 睡眠時間と糖尿病の関係

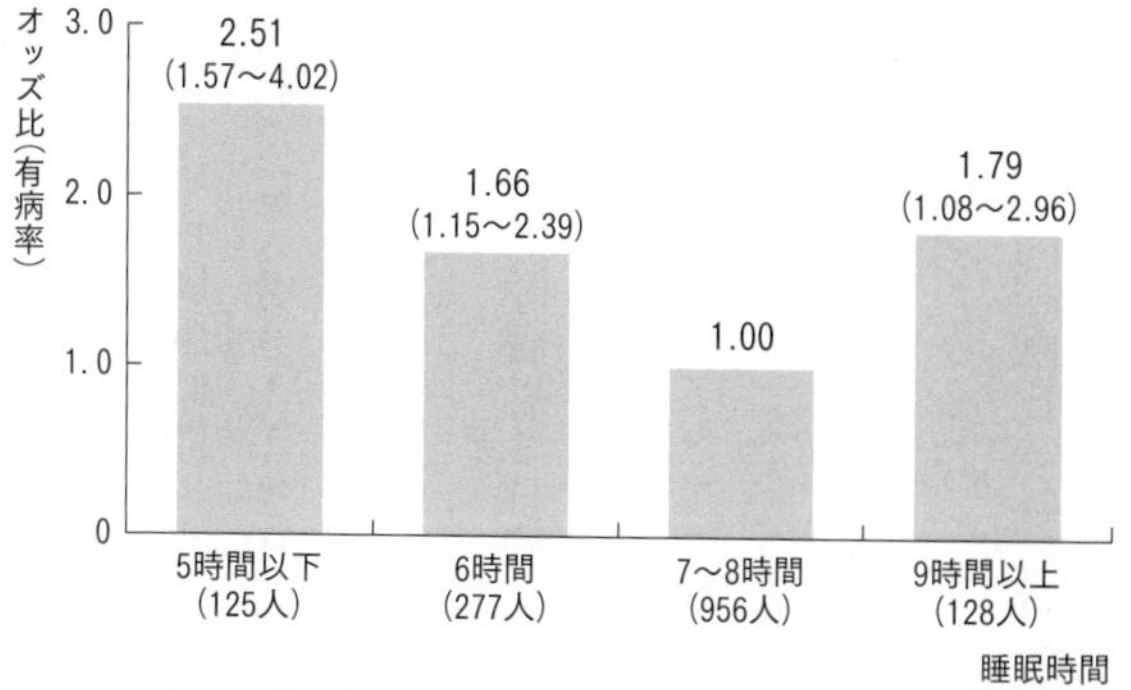

※53〜93歳の1486人を調査。7〜8時間の糖尿病有病率を1とした時のオッズ比

(Gottlieb GJ, et al. Arch Intern Med 2005; 165: 863-7.)

何時間寝るのがいいか

では、糖尿病予防に最適な睡眠時間はどれくらいなのか。

２００５年、アメリカの内科学会雑誌に、睡眠時間と糖尿病の関係を調べた研究結果が掲載された。それによれば、７〜８時間がもっとも有病率が低く、５時間以下がもっとも高いが、９時間以上も高かったという（図13）。

また、７時間睡眠が生活習慣病になりにくく、死亡リスクがもっとも少ないという研究もあるそうだ。体の機能を回復させるには、最低7時間の睡眠が必要と主張する

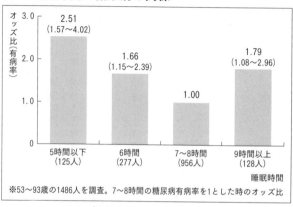

医師もいるという。つまり、7時間前後が最適ということだろう。

ちなみに、NHK放送文化研究所「国民生活時間調査 2015」によれば、日本人の平日の平均睡眠時間は平日7時間15分となっている。

古川教授は、2011年10月放映のNHK「ためしてガッテン（現・ガッテン！）」に出演。ふだんの睡眠時間が7時間前後の家族7人を対象に、糖尿病と睡眠時間の関係についての実験を行なった。最初に75g経口ブドウ糖負荷試験（48〜49ページ）を行ない、4時間睡眠を3日間続けたあとに同試験を行なったところ、境界型（49ページ）の2人は糖尿病型に、正常な5人のうち1人が境界型になったという。

睡眠時間を縮めることで、糖尿病発症リスクが高まったわけだ。もちろん、対象者が少人数ゆえ、そこまで言い切れるかという問題もあるだろう。ただ、このような実験は大規模に行なうことが難しい。治験者全員が4時間睡眠など条件を守っているか、追跡が大変だからだ。

実験は短時間睡眠を3日続けたが、古川教授によれば、たった1日でも血糖値が上昇するという。

「患者さんに『今日は血糖値も血圧もかなり高いですね』とお聞きすると、『昨日あまり眠れなかったんですよ』という答えが返ってきます。たった一晩の睡眠不足でも、血糖値や血圧に影響を与えるのです。睡眠時間が短くなると交感神経が活性化し、血圧が高くなったり、インスリン感受性が低下したりして、糖代謝が悪くなるからです。短時間睡眠が慢性的に続くと、当初は睡眠が改善すれば正常に戻っていた血糖・血圧が次第に不可逆的になり、高血圧や糖尿病になると考えられています」

何時に寝るのがいいか

糖尿病治療・予防のベストの就寝時間、すなわち何時に寝るのがもっともリスクが低くなるのだろうか。

古川教授は「残念ながら、明確になっていません」と言う。やはり、調査が難しいらしい。このような調査に参加する人は健康への意識が高く、23時以降に就寝する人が少ないため、比較しにくいそうだ。

「ただ、0時から3時頃は成長ホルモンなどホルモンの分泌が盛んな時間帯ですから、この間に熟睡を得るのが良いと考えられています」

古川教授によれば、短時間睡眠の人は就寝時間が遅い傾向にあるという。いっぽう起床時間は、短時間睡眠の人もそうでない人も、あまり差はない。つまり、就寝時間の違いが、睡眠時間の長短を決めている。

NHK放送文化研究所「国民生活時間調査 2015」では平日の場合、ほぼ半数が6時15分までに起床し、23時までに就寝している。これは世界的な調査でも、あまり変わらないそうだ。

「6時15分に起床する場合、約7時間の睡眠時間を確保するには、23〜0時に寝床《ねどこ》に入らなければなりません。0時をひとつの目安にしてはいかがでしょうか」

夕食と就寝の間隔

では、夕食と就寝時間はどれくらいあけたらいいのだろうか。

「1〜2時間、最低でも1時間はあけてください。食後すぐに寝ると、糖は脂肪として蓄えられてしまいます。しかし、食後1〜2時間起きていれば、糖はエネルギーとして使われる。そして、食後に上昇した血糖値は、約1時間後をピークにゆるやかに下降していきます。この1時間が重要なのです」

なるほど。たとえば就寝を23時30分とすると、21時30分に食事を終える必要がある。食事時間を30分〜1時間とすると、夕食は遅くとも20時30分〜21時となる。古川教授は、さらに早めの夕食をすすめる。

「患者さんのなかでも夕食時間が早い人ほど、血糖コントロールは良好です。肝機能の数値も良いですし、肥満度も低い。ですから、夕食の時間が遅くなればなるほど、糖尿病のリスクは高まると考えるべきでしょう」

たとえば夕食時間を18〜19時にすれば、食後から就寝まで3時間以上ある。脳や体を動かす時間ができるから、糖はエネルギーとして利用されて脂肪になりにくい。逆に言えば、遅めの夕食は肥満の大きな原因になる。

「夕食を早めに摂ることが難しければ、主食だけ早めに摂り、副食（主菜と副菜）をあとで摂ることをおすすめします。主食を夕方に食べておかずを就寝前に食べた時、両方を就寝前に食べた時よりも、血糖値の上昇が小さくなったという、京都府立医科大学大学院医学研究科内分泌・代謝内科学の福井道明《ふくいみちあき》教授の研究があります。ただ副食には注意が必要で、野菜スープなど消化の良いものにすることが望ましいですね」

ご飯・パン・麺類など糖質が多い主食を遅めに摂ったり、単糖類が多く含まれる菓子・ケーキなどで小腹を満たしたりすると、睡眠の質を低下させるそうだ。

古川教授によれば、短時間睡眠の人は就寝時間が遅いだけでなく、朝食の欠食率も高いという。遅い時間に夕食を食べて短時間睡眠（夕食から朝食までの間隔が短い）↓空腹を感じない↓朝食を抜く↓セカンドミール効果（134〜135ページ）が得られずに昼食後の血糖上昇が激しくなる↓糖尿病の発症リスクが高まる――という負《ふ》の連鎖だ。

睡眠が食事と連動していることがわかる。

睡眠は、運動とも密接に関係している。睡眠の質が悪くなる↓日中の身体活動が低下する↓エネルギー消費量が減る↓体は長い睡眠を取る必要がないと判断する↓短時間睡眠になる――こちらも負の連鎖だ。

昼寝の意外な効果

運動編で紹介したように、シフトワーカーは肥満や糖尿病になりやすいことが指摘されている。昼夜逆転により、睡眠と覚醒を制御する体内時計が乱れるからだ。古川教授によれば、シフトワーカーと肥満の関係で興味深い研究があるという。

「シフトワーカーの働き方は、主に2パターンあります。ひとつは、日勤を主として夜勤が周期的に入るパターン。もうひとつは、日勤が数日続いたあとに夜勤が数日続く、日勤と夜勤が交互になるパターンです。肥満リスクが高いのは後者で、糖尿病やがんの発症リスクが高まったと報告されています。また、日勤から夜勤に替わった人は肥満リスクが上がったが、夜勤から日勤に替わった場合は上がらなかったという研究もあります」

短時間睡眠や長時間睡眠だけでなく、不規則な睡眠もまた、肥満や糖尿病発症のリスクを高めるのだ。ちなみに、徹夜作業を行なうとインスリンが効きにくくなり、やはり糖尿病のリスク要因になるという。

長時間睡眠はともかく、足りない睡眠時間を「寝だめ」で補うことは効果があるのだろうか。

「寝だめをすることが良いか・悪いかは別として、その効果は明確ではありません。ただ、平日と週末の睡眠時間に差がない人と、差がある人つまり週末に睡眠時間が長くなる人を比べると、後者のほうが肥満になりやすく、糖尿病発症リスクが高いという結果が出ています。日頃から睡眠不足ゆえ、そうせざるを得ないのでしょうが、リスクの高い体になっていることを自覚していただきたいですね」

週末に睡眠時間が長くなるということは、そもそも睡眠時間が足りていないと考えられる。ただ、「眠気《ねむけ》」には個人差があるそうだ。

「8時間・6時間・4時間と、睡眠時間を2週間ごとに減らして、眠気を調査したところ、意外にも変わりませんでした。ところが、作業効率は低下しました。起床後に単純作業をしてもらったところ、明らかに4時間睡眠の場合に作業効率が落ちたのです。睡眠は、ある程度の時間が必要ということなのでしょう」

古川教授は寝だめではなく「昼寝」をすすめる。

「昼寝は、作業効率が上がることが証明されています。ただし、30分以内にとどめてください。それ以上寝ると、体が十分な睡眠を取ったと錯覚して、夜の寝つきが悪くなりますから。また、糖尿病発症リスクを高めるとも言われています。

なお、昼寝前に覚醒作用のあるカフェインが含まれているコーヒーや緑茶を飲んでおくと、目覚めが良くなります。カフェインは飲んで30分ほどで効きめが出るからです。深く寝入らないために、横にならずに座ったまま寝ることもいいでしょう。これらは、私も実践しています」

睡眠導入剤について

日本人は就寝前にお酒を飲む、いわゆる「寝酒《ねざけ》」をする人の多いことが、複数の疫学研究で示されている。これは女性よりも男性に多い。

「眠るために飲酒する人は世界10カ国平均が約20％に対して、日本人は約30％と言われています。しかし、睡眠薬代わりにお酒を飲んでいると、たとえ少量でも、慣れが生じてきてだんだん量が増えていきます。特に女性はその傾向が強く、アルコール依存症へと進んでいきやすい」

寝酒は入眠を一時的に促進するが、中途覚醒が増えて眠りが浅くなり、熟睡感が得られなくなるそうだ。

「欧米人は睡眠導入剤を上手に使用して睡眠時間を確保していますが、日本人は睡眠薬を使うことに抵抗感があるようで、手軽に寝酒ですませようとするようです」

日本人は睡眠薬というと、漠然と「精神科で出される強い薬」を想像するようだが、これは正しい知識とは言えない。ごく簡単に説明しよう。

一般に「睡眠薬」と言われるものに、市販薬（ドラッグストアなどで購入できる）の「睡眠改善薬」と、処方薬（医師の処方箋にもとづいて薬剤師が調剤する）である「睡眠薬」の2種類がある。後者の睡眠薬は、作用時間（効果の持続時間）によって超短時間型・短時間型・中間型・長時間型の四つに分けられるが、このなかの超短時間型を「睡眠導入剤」と呼んでいる。古川教授がすすめるのは、この睡眠導入剤だ。

古川教授によれば、睡眠導入剤は約10年前まで、睡眠効果とともに筋肉の弛緩《しかん》作用をともなうものだったそうだ。服薬すると、まるで筋肉をマッサージされるように気持ちよくなって、眠りに落ちる。癖《くせ》になることもあり、夜中に起こされると、筋肉が弛緩しているため、ふらつくこともあったそうだ。しかし、最新の睡眠導入剤（オレキシン受容体拮抗薬《きっこうやく》やメラトニン受容体作動薬）は、睡眠効果のみになっている。

「ですから、毎日服用しても問題はありません。もちろん、医師に指示された用法・用量を守り、薬剤師の服薬指導を受けることが基本ですが、寝酒を飲むよりもはるかにいいです」

枕選びと睡眠時無呼吸症候群

快眠のためには枕選びが重要だ。素材や高さなど、「良い枕」について、古川教授に聞いてみた。

「良い枕とは、いびきをかかない枕です。素材や高さは人それぞれでしょうが、いびきをかかないこと、これに尽きます。いびきを軽視してはいけません」

古川教授によれば、いびきには病気が隠れていることがあるそうだ。特に、激しいいびきは呼吸中に喉《のど》で空気の流れが悪くなっていることを示すサインで、睡眠時無呼吸症候群の可能性があるという。

睡眠時無呼吸症候群とは、睡眠中に1時間あたり5回以上、呼吸が10秒以上止まったり、浅くなったりする病気で、激しいいびきをともなうことが多い。睡眠時に体を休めることができないから、日中も眠気や疲労感を感じ、集中力の低下から事故を起こすこともある。

「睡眠時無呼吸症候群で呼吸が止まると、血液中の酸素濃度が急激に下がります。通常は低くても95%程度ですが、睡眠時無呼吸症候群では60%くらいまで落ちる。これは、人工呼吸器をつけないといけないレベルです。これが何回もスパイク状に起こる。言うならば毎晩、潜水訓練をしているようなものですから、疲れが取れるはずがないのです」

基本的に、肥満の人が睡眠時無呼吸症候群になりやすいが、やせている人でも、歯並びが悪かったり、顎《あご》が小さかったりするとなりやすい。

「歯並びが悪いのは、顎が小さくて歯が並ばないからです。顎が小さいことは気道が狭いことを示しています。すると、すこし太っただけで気道がさらに狭くなり、空気の流れが悪くなるのです」

睡眠時無呼吸症候群は心臓病や高血圧の要因となるだけでなく、糖尿病発症リスクが１・62倍になる。無呼吸によって酸素濃度が低下すると、交感神経が活性化してインスリンの効きが悪くなる。この状態が夜間ずっと続くことで、糖尿病の発症リスクを高めるのだ。

パートナーなどにいびきを指摘されたら、睡眠時無呼吸症候群を疑ってみてもいいかもしれない。手遅れになってからでは遅いからだ。ただし、いびきをかかない睡眠時無呼吸症候群もある。特に女性の場合、いびきがなくても呼吸が止まっていることがあるそうだ。だから、理由がわからずに体がだるくて疲労感が抜けない時、検査を受けることをすすめたい。

【実践】取り入れたい睡眠習慣

古川教授は、厚生労働省「健康づくりのための睡眠指針２０１４」の作成にかかわっている。これを踏まえて、「効果的な睡眠習慣」を教えてもらった。

起床後に日光を取り入れる

覚醒と睡眠を制御している体内時計は、起床直後の太陽光を刺激にリセットし、１日の時を刻んでいる。このリセットが起床直後に行なわれないと、睡眠覚醒リズムがうしろにずれていく。就寝時間が遅くなると、短時間睡眠につながることは前述した通りだ。

また、眠気をうながすホルモンのメラトニンは、太陽光を浴びて約15時間後に分泌が高まる。ということは、23時に寝るためには８時に朝日を浴びなければならない。だから、起床したらすぐにカーテンを開けて、日光を入れよう。できれば、直接浴びたい。照度（明るさ）は晴天屋外で約10万lx《ルクス》、同屋内で１０００～２５００lx。曇天屋外で１万～３万lx、雨天屋外で５０００～１・５万lx。いっぽう、オフィスや店舗は５００～１０００lx。一見暗く見える曇りや雨の日でも、室内よりも明るいことがわかる。外の光が重要なのだ。

逆に、寝る時は暗くしたほうがよいと古川教授は言う。メラトニンは強い光を浴びると分泌量が減り、反対に暗い所では分泌量が増えるからだ。

「寝室の照明が明るすぎたり、白っぽい色味だったりすると、睡眠の質が低下します。真っ暗にする必要はありませんが、不安を感じない程度の暗さにすることが大切です」

適度な運動

体は日中の身体活動によるエネルギー消費量に見合う睡眠しか取らない。運動量が少なければ、睡眠時間が少なくなり、眠りも浅くなる。適度な運動（運動編参照）が良眠の秘訣なのだ。

夕食後の入浴

「寝る前には、副交感神経を活性化して、脳をリラックスした状態に移行させてください。つまり、日中の緊張と興奮をほどいてから寝床に入る。そうすれば、スムーズに睡眠に入っていくことができます。それには、食後の入浴が最適です」

入浴はシャワーですますのではなく、湯に浸《つ》かることが大事だ。夕食後、食べたものの消化が進んだ1時間ほど経った頃、ややぬるめの温度でゆったりと湯に浸かる。時間は、額にうっすらと汗が浮かぶまで。そのうち5分間程度、首まで浸かると血流が良くなり、体が温《あたた》まる。入浴後は、少なくとも寝るまで1時間はあけよう。この間、上昇した体温がほどよく下降し、副交感神経が活性化していく。

就寝前3~4時間以内にコーヒーや緑茶を飲まない

「昼寝」の項で触れたように、カフェインには覚醒作用がある。その作用は摂取30分後から現われ、3~4時間持続する。だから、就寝前3~4時間以内のカフェインを含む飲料を飲むことは控えよう。カフェインは、コーヒー・緑茶・紅茶・ココア・栄養ドリンクなどに多く含まれている。

また煙草《たばこ》に含まれているニコチンにも覚醒作用があるから、就寝前の喫煙も避けたほうがいいだろう。そもそも喫煙は生活習慣病のリスク要因であり、禁煙が望ましいことは言うまでもない。

就寝直前のスマホやゲームを避ける

眠気をうながすホルモンのメラトニンは光を感じると、分泌量が抑制される。スマホやパソコンが発するブルーライト（青色光）を見ることは、この光刺激を受けることになるから、就寝前は避けたほうがよい。

「私は、ブルーライトだけの問題ではないと思います。ゲームをしたりメールをしたりすることで脳を覚醒させることも、寝つきを悪くする要因と考えています」

脳が覚醒すると、せっかく寝床に入っても入眠に時間がかかる。そして短時間睡眠につながる。遅くとも、就寝30分前にはパソコンやスマホから遠ざかろう。

眠たくなってから寝る

眠たくないのに無理に眠ろうとすると、かえって緊張を高めて目が冴《さ》えてしまう。こういう時はいったん寝床を出て、リラックスできる音楽などで気分転換して、眠気を覚えてから、ふたたび寝床に就くとよい。

「ただし、それによって就寝時間が遅くなっても、朝起きる時間は変えないでください。生活リズムが乱れると、体内時計が狂いやすくなりますから。起床時間も就寝時間も一定に保つことが理想です」

寝すぎない

前述のように、長時間睡眠も糖尿病発症リスクを高める。だから、寝すぎは良くない。古川教授は「日中に眠くならない程度の睡眠時間で十分です」と言う。いっぽう、加齢とともに早寝早起きの傾向が強まり、朝型になる。それは男性に多いこともわかっている。これを否定的にとらえる必要はない。年齢を重ねることで、睡眠時間が短くなるのは自然なことなのだ。

トイレの回数

古川教授によれば、糖尿病患者さんは夜間頻尿《やかんひんにょう》(就寝後から起床までに1回以上、排尿すること)を訴える方が多いそうだ。また、高齢者や肥満者にも多いと言う。

夜間頻尿の原因は、主に五つある。

第1に、前立腺《ぜんりつせん》肥大によって膀胱《ぼうこう》が過敏になること。前立腺は男性だけにある臓器で、膀胱の出口で尿道を囲むように位置している。このため、前立腺が肥大すると、尿道が圧迫されて排尿に障害が出るのだ。前立腺肥大の原因は解明されていないが、加齢による男性ホルモンの低下によるものと考えられている。実際、70歳以上の男性の70％以上が前立腺肥大症だという。また男女問わず、加齢にともなって膀胱が拡張しなくなり、膀胱内に尿をためにくくなる「畜尿《ちくにょう》障害」が出現することもある。

第2に、糖尿病によって夜間の尿量が増えること。高血糖状態になると、血液中の糖の濃度を下げるため、体が水分を求める。水分を多く取れば当然、排出量は増える。塩分摂取量が多い場合も同様だ。

第3に、睡眠時無呼吸症候群によるもの。夜間、何度も無呼吸になると、心臓に負担がかかり、心機能が低下する。すると心臓は負担を軽くしようとして、体から水分を排出するのだ。

第4に、浅い睡眠による中途覚醒《かくせい》。睡眠の質が悪く眠りが浅いと、途中で目が覚《さ》めてしまう。そして、やることがないからトイレに行く。これは、鬱《うつ》など精神的な問題が関係している。

第5に、抗利尿《こうりにょう》ホルモン低下による夜間多尿。抗利尿ホルモンは水の再吸収を促進させ、尿量を減少させる働きを持つ。通常は、夕方以降に分泌されるが、加齢にともなって分泌量が低下すると、夜間多尿になってしまう。ただ最近は、内服薬での治療が可能だ。

夜間頻尿には、糖尿病や睡眠時無呼吸症候群などが隠れている可能性が高いため、古川教授は「夜のトイレの回数を軽視すべきではありません」と警鐘を鳴らす。そして、60歳を過ぎたら、同年齢の友人と夜のトイレの回数を比較することをすすめる。

たとえば、同じ年齢でも朝起きるまでまったくトイレに行かない人もいれば、複数回トイレに行く人もいる。古川教授によれば、夜間にトイレに行かない人はみるからに元気だという。いっぽう、「夜のトイレ3回以上」の人は要注意だ。

「夜のトイレが3回以上になると、動脈硬化などいくつかの病気が重なっている可能性が高いです。そして、睡眠の質も著《いちじる》しく低下し、体の機能に支障が出てきます」

ちなみに、夜のトイレ2回以上が夜間頻尿の治療対象とされている。夜のトイレの回数は、「健康のバロメーター」なのだ。

本書も終わりに近づいた。半年におよんだ取材を終えて、僕が強く感じたこと。それは、糖尿病は怖いけど予防効果も高いということだ。

そもそも糖尿病を含む生活習慣病は、生活習慣の乱れに起因している。それは、ウイルスに感染することで発症する疾患と異なり、ある程度はコントロールが可能だ。逆に言えば、生活習慣を改めなければ、ドミノ倒しのように悪化していき（67ページのメタボリックドミノ）、やがてコントロール不能となって発症する。

だから、糖尿病予防でもっとも大切なことは「意識」を変えることだ。意識が変われば生活習慣が変わり、生活習慣が変われば血糖値などの数値も改善する。ぜひ、本章で紹介した食事・運動・睡眠について、手軽なものから実践してほしい。「明日から」ではなく「今から」！

切りとり線

★読者のみなさまにお願い

この本をお読みになって、どんな感想をお持ちでしょうか。祥伝社のホームページから書評をお送りいただけたら、ありがたく存じます。今後の企画の参考にさせていただきます。また、次ページの原稿用紙を切り取り、左記まで郵送していただいても結構です。

お寄せいただいた書評は、ご了解のうえ新聞・雑誌などを通じて紹介させていただくこともあります。採用の場合は、特製図書カードを差しあげます。

なお、ご記入いただいたお名前、ご住所、ご連絡先等は、書評紹介の事前了解、謝礼のお届け以外の目的で利用することはありません。また、それらの情報を6カ月を越えて保管することもありません。

〒101-8701（お手紙は郵便番号だけで届きます）
祥伝社　新書編集部
電話03（3265）2310
祥伝社ブックレビュー　www.shodensha.co.jp/bookreview

★本書の購買動機（媒体名、あるいは○をつけてください）

＿＿＿＿新聞の広告を見て	＿＿＿＿誌の広告を見て	＿＿＿＿の書評を見て	＿＿＿＿の Web を見て	書店で見かけて	知人のすすめで

★100字書評……糖尿病が怖いので、最新情報を取材してみた

名前

住所

年齢

職業

堀江貴文　ほりえ・たかふみ

1972年、福岡県八女市生まれ。実業家。SNS media &consulting株式会社ファウンダー。現在は、宇宙ロケット開発やスマホアプリのプロデュースを手がけるなど幅広く活動を展開。2014年にスタートしたコミュニケーションサロン「堀江貴文イノベーション大学校（HIU）」からは常時新たなプロジェクトが生まれている。2015年には予防医療を普及する活動を開始し、2016年3月に「予防医療普及協会」の発起人となる。著書は『むだ死にしない技術』（マガジンハウス）、『ピロリ菌やばい』（ゴマブックス）、『健康の結論』（KADOKAWA）、『120歳まで生きたいので、最先端医療を取材してみた』（祥伝社新書）、『生き方革命』（橋下徹氏との共著、徳間書店）など多数。

ホリエモンドットコム　http://horiemon.com

糖尿病《とうにょうびょう》が怖《こわ》いので、
最新情報《さいしんじょうほう》を取材《しゅざい》してみた

堀江貴文《ほりえたかふみ》／著　予防医療普及協会《よぼういりょうふきゅうきょうかい》／監修

2021年5月10日　初版第1刷発行

発行者……………辻 浩明
発行所……………祥伝社しょうでんしゃ
〒101-8701　東京都千代田区神田神保町3-3
電話　03(3265)2081(販売部)
電話　03(3265)2310(編集部)
電話　03(3265)3622(業務部)
ホームページ　www.shodensha.co.jp

装丁者……………盛川和洋
印刷所……………萩原印刷
製本所……………ナショナル製本

Printed in Japan　ISBN978-4-396-11627-9　C0247

〈祥伝社新書〉
医学・健康の最新情報

314
「酵素」の謎
なぜ病気を防ぎ、寿命を延ばすのか
人間の寿命は、体内酵素の量で決まる。酵素栄養学の第一人者がやさしく説く
医師 鶴見隆史

348
臓器の時間
進み方が寿命を決める
臓器は考える、記憶する、つながる……最先端医学はここまで進んでいる
慶應義塾大学医学部教授 伊藤 裕

572
「超・長寿」の秘密
110歳まで生きるには何が必要か
長寿のカギは遺伝子にある。「遺伝子が使われる」生活とは？
伊藤 裕

307
肥満遺伝子
やせるために知っておくべきこと
太る人、太らない人を分けるものとは？　肥満の新常識！
順天堂大学大学院教授 白澤卓二

319
本当は怖い「糖質制限」
糖尿病治療の権威が警告！　それでも、あなたは実行しますか？
医師 岡本 卓

〈祥伝社新書〉
医学・健康の最新情報

438
腸を鍛える
腸内細菌と腸内フローラ
腸内細菌と腸内フローラが人体に及ぼすしくみを解説、その実践法を紹介する
東京大学名誉教授
光岡知足

190
発達障害に気づかない大人たち
ADHD、アスペルガー症候群、学習障害……全部まとめて、この1冊でわかる
福島学院大学教授
星野仁彦

356
睡眠と脳の科学
早朝に起きる時、一夜漬けで勉強をする時……など、効果的な睡眠法を紹介する
杏林大学医学部教授
古賀良彦

404
科学的根拠にもとづく最新がん予防法
氾濫する情報に振り回されないでください。正しい予防法を伝える
国立がん研究センター
がん予防・検診研究センター長
津金昌一郎

458
医者が自分の家族だけにすすめること
自分や家族が病気にかかった時に選ぶ治療法とは？　本音で書いた50項目
医師
北條元治